**Educação física e
populações especiais**

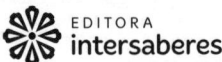
EDITORA
intersaberes

O selo DIALÓGICA da Editora InterSaberes faz referência às publicações que privilegiam uma linguagem na qual o autor dialoga com o leitor por meio de recursos textuais e visuais, o que torna o conteúdo muito mais dinâmico. São livros que criam um ambiente de interação com o leitor – seu universo cultural, social e de elaboração de conhecimentos –, possibilitando um real processo de interlocução para que a comunicação se efetive.

Educação física e populações especiais

Maria de Fátima Fernandes Vara
Thaís Pacheco

EDITORA intersaberes

Rua Clara Vendramin, 58 • Mossunguê • CEP 81200-170 • Curitiba • PR • Brasil
Fone: (41) 2106-4170 • www.intersaberes.com • editora@editorainterseberes.com.br

Conselho editorial
Dr. Ivo José Both (presidente)
Dr.ª Elena Godoy
Dr. Nelson Luís Dias
Dr. Neri dos Santos
Dr. Ulf Gregor Baranow

Editora-chefe
Lindsay Azambuja

Supervisora editorial
Ariadne Nunes Wenger

Analista editorial
Ariel Martins

Preparação de originais
Mariana Bordignon

Edição de texto
Gustavo Piratello de Castro
Tiago Krelling Marinaska

Capa
Laís Galvão (*design*)
andras_csantos/Shutterstock (imagem)

Projeto gráfico
Luana Machado Amaro

Diagramação
Carolina Perazzoli

Equipe de *design*
Laís Galvão
Sílvio Gabriel Spannenberg

Iconografia
Célia Regina Tartalia e Silva
Regina Claudia Cruz Prestes

Dados Internacionais de Catalogação na Publicação (CIP)
(Câmara Brasileira do Livro, SP, Brasil)

Vara, Maria de Fátima Fernandes
   Educação física e populações especiais/Maria de Fátima Fernandes Vara, Thaís Pacheco. Curitiba: InterSaberes, 2018. (Série Corpo em Movimento)

   Bibliografia.
   ISBN 978-85-5972-790-6

   1. Doenças – Aspectos sociais 2. Educação física – Estudo e ensino 3. Educação física para populações especiais 4. Exercícios físicos – Aspectos fisiológicos 5. Saúde – Promoção I. Pacheco, Thaís. II. Título. III. Série.

18-17843   CDD-613.71

Índices para catálogo sistemático:
1. Exercícios físicos: Promoção da saúde   613.71
Iolanda Rodrigues Biode – Bibliotecária – CRB-8/10014

1ª edição, 2018.

Foi feito o depósito legal.

Informamos que é de inteira responsabilidade das autoras a emissão de conceitos.

Nenhuma parte desta publicação poderá ser reproduzida por qualquer meio ou forma sem a prévia autorização da Editora InterSaberes.

A violação dos direitos autorais é crime estabelecido na Lei n.9.610/1998 e punido pelo art. 184 do Código Penal.

Sumário

Apresentação • 11

Organização didático-pedagógica • 15

Capítulo 1

Exercício físico e saúde • 19

1.1 Aspectos históricos das políticas públicas voltadas ao exercício e à saúde • 22

1.2 Atividade física, exercício físico, aptidão física e saúde • 29

1.3 Epidemiologia das doenças crônico-degenerativas • 44

1.4 Treinamentos aeróbio e anaeróbio e alterações funcionais para a população especial • 48

1.5 Prescrição do exercício físico para a população especial • 52

Capítulo 2

Cardiopatias e doença pulmonar obstrutiva crônica (Dpoc) • 69

2.1 Epidemiologia das cardiopatias • 72

2.2 Fisiologia das cardiopatias • 81

2.3 Exercício físico e cardiopatias • 83

2.4 Doença pulmonar obstrutiva crônica (Dpoc) • 89

2.5 Exercício físico e Dpoc • 93

Capítulo 3
*Hipertensão, dislipidemias
e doença vascular periférica (DVP)* • 105

3.1 Epidemiologia e fisiologia da hipertensão • 108
3.2 Dislipidemias • 111
3.3 Exercício físico e síndrome metabólica (SM) • 116
3.4 Epidemiologia e fisiologia da doença vascular periférica (DVP) • 118
3.5 Exercício físico na doença vascular periférica (DVP) • 121

Capítulo 4
Obesidade • 129

4.1 Saúde pública: aspectos históricos e epidemiológicos • 132
4.2 Infância e adolescência • 139
4.3 Aspectos fisiológicos • 150
4.4 Climatério • 154
4.5 Exercício físico • 157

Capítulo 5
Hérnia de disco, lombalgia, artrite e osteoartrite • 167

5.1 Epidemiologia e fisiologia da hérnia de disco • 170
5.2 Epidemiologia e fisiologia da lombalgia • 173
5.3 Exercício físico, hérnia de disco e lombalgia • 175
5.4 Epidemiologia e fisiologia da artrite e da osteoartrite • 178
5.5 Exercício físico, artrite e osteoartrite • 181

Capítulo 6
Saúde da mulher • 189
   6.1 Aspectos fisiológicos • 192
   6.2 Exercícios e dismenorreia • 199
   6.3 Gestação: aspectos fisiológicos • 202
   6.4 Exercício e gestação • 205
   6.5 Puerpério: aspectos fisiológicos e exercícios • 208

Considerações finais • 215
Lista de siglas • 217
Glossário • 219
Referências • 225
Bibliografia comentada • 239
Respostas • 241
Sobre as autoras • 243

O conhecimento não vem pronto. Em cada instante de nossa vida, temos a chance de aprender, e as pessoas com as quais tivemos contato merecem um agradecimento.

Por isso, dedicamos esta obra a nossas famílias, a nossos amigos e mestres e a Deus – todos contribuíram para que este trabalho fosse possível.

À família, por nos ensinar os valores que nos guiam por toda a vida: aos pais, Antônio e Ana (Fátima) e Géo e Darli (Thaís), que nos mostraram, com exemplos, a importância ser correto e de fazer por merecer; e aos filhos, Daniela e Gabriela (Fátima) e André (Thaís), que nos trouxeram as maiores bênçãos de todas.

Aos amigos, por nos proporcionarem, cada um do seu jeito, momentos especiais.

Aos mestres, por nos orientarem a trilhar os caminhos do conhecimento.

A Deus, por nos dar a vida e nos tornar cada dia mais fortes por meio de oportunidades e desafios.

Fátima e Thaís

Apresentação

Cada pessoa é única e deve ser avaliada de acordo com suas características. Contudo, algumas situações demandam uma atenção especial, um maior cuidado. Nesses casos, o exercício físico, quando bem planejado, pode ser um aliado, como parte tanto da prevenção quanto do tratamento de alguma doença.

Pensando nisso, este livro foi escrito com o objetivo de despertar o interesse de profissionais e interessados em atividades físicas para as peculiaridades das pessoas pertencentes a grupos especiais. Quando entendemos a importância do respeito às necessidades específicas dos que mais precisam de atenção, certamente desenvolvemos um olhar mais cuidadoso com todos os outros.

Nesse contexto, pertencem a grupos especiais as pessoas que apresentam alterações fisiológico-funcionais específicas decorrentes de doenças crônicas não transmissíveis (DCNTs); os indivíduos que sofrem em virtude de sobrecarga e desgaste em ossos, músculos ou articulações, causados, em grande parte, por vícios posturais que, quando não são corrigidos em tempo, podem desenvolver quadros mais graves e até mesmo irreversíveis; e as mulheres que vivenciam diferentes condições durante a menacme, como dismenorreia, gestação e puerpério.

Uma vez esclarecidas quais são as categorias especiais das quais trataremos neste livro, discutiremos sobre as possibilidades de praticar atividade e/ou exercício físico em cada uma das situações anteriormente elencadas, considerando aspectos epidemiológicos e fisiológicos e sugestões de orientação de atividades específicas (mas não limitadas) a cada grupo.

Para isso, no Capítulo 1, analisaremos alguns aspectos históricos das políticas públicas voltadas ao exercício e à saúde. Apresentaremos orientações sobre a prescrição de atividade física para a população especial, principalmente relacionadas à necessidade de se conhecer e estudar em detalhe cada caso antes de elaborar um programa de exercícios.

No Capítulo 2, trataremos dos aspectos epidemiológicos e fisiológicos da doença pulmonar obstrutiva crônica (Dpoc) e de cardiopatias. Em seguida, elencaremos diretrizes sobre a prescrição de atividades físicas para pessoas inseridas no grupo de indivíduos que padecem desses problemas.

No Capítulo 3, voltaremos nossa atenção para pessoas com hipertensão, dislipidemia e doença vascular periférica (DVP). No Capítulo 4, abordaremos uma doença cujo número de vítimas vem crescendo de forma alarmante: a obesidade. Nesse sentido, veremos também aspectos que envolvem a resistência insulínica e a diabetes.

No Capítulo 5, comentaremos sobre a hérnia de disco, a lombalgia, a artrite e a osteoartrite, doenças sobre as quais o exercício físico pode atuar como aliado ao tratamento ou, ainda, como fator de risco.

No Capítulo 6, explicaremos as oscilações hormonais que ocorrem na mulher durante a menarca e a menacme.

Salientamos que os dados estatísticos contidos nesta edição foram encontrados em diferentes fontes e, por isso, podem variar de acordo com a região, o período e o protocolo utilizado para o estudo e a coleta de dados.

É importante ressaltar que não temos a intenção de elaborar uma proposta definitiva sobre os assuntos tratados, mas levantar os benefícios, apresentar os riscos e, principalmente, avaliar as possibilidades da prática de exercícios físicos nos diferentes grupos.

Outro alerta importante é relacionado à importância da interdisciplinaridade: uma pessoa que pertence a um grupo especial precisa de atenção a cada detalhe de seu tratamento, de cada profissional envolvido nos processos de prevenção, terapia ou reabilitação. Por isso, não se deve iniciar um programa de exercícios para indivíduos com condições especiais antes de conhecer minuciosamente as necessidades e os riscos de cada situação.

Enfim, não existem "melhor exercício" nem "melhor método". Há bons profissionais que, com base em uma boa avaliação e um bom acompanhamento, selecionam o que cada procedimento pode oferecer de melhor para as diferentes necessidades ou recomendações.

Boa leitura!

Organização didático-pedagógica

Esta seção tem a finalidade de apresentar os recursos de aprendizagem utilizados no decorrer da obra, de modo a evidenciar os aspectos didático-pedagógicos que nortearam o planejamento do material e como o aluno/leitor pode tirar o melhor proveito dos conteúdos para seu aprendizado.

Introdução do capítulo

Neste capítulo, apresentaremos o exercício físico como ferramenta importante para a prevenção de doenças e a mudança de estilo de vida das populações especiais. Nesse sentido, abordaremos a evolução das políticas públicas e dos hábitos relacionados ao exercício físico e à saúde e analisaremos os conceitos de atividade física, exercício físico e aptidão física.

Também discutiremos sobre três períodos importantes da história da epidemiologia, para demonstrar como o exercício auxilia na prevenção e no tratamento de doenças, observando as diferenças de resultados das atividades aeróbia e anaeróbia. Por fim, faremos uma reflexão sobre a prescrição do exercício físico, sobretudo em relação à importância da anamnese e da escolha de programas adequados para a população especial.

Logo na abertura do capítulo, você é informado a respeito dos conteúdos que nele serão abordados, bem como dos objetivos que as autoras pretendem alcançar.

Síntese

Você conta, nesta seção, com um recurso que o instigará a fazer uma reflexão sobre os conteúdos estudados, de modo a contribuir para que as conclusões a que você chegou sejam reafirmadas ou redefinidas.

Atividades de autoavaliação

Com estas questões objetivas, você tem a oportunidade de verificar o grau de assimilação dos conceitos examinados, motivando-se a progredir em seus estudos e a se preparar para outras atividades avaliativas.

Atividades de aprendizagem

Questões para reflexão

1. A prescrição de exercícios, em relação tanto à quantidade quanto à qualidade, deve ser feita conforme cada caso. É importante compreender se o exercício será aeróbio ou anaeróbio, dependendo de sua intensidade e de sua duração. Portanto, tratando-se de indivíduos de um grupo especial, é preciso manter o controle da atividade realizada com base na avaliação dos alunos – teste de esforço, ergoespirometria, entre outros.

   Supondo que, para determinado grupo, foi feita a recomendação de treinamento aeróbio com intensidade moderada, que corresponde ao intervalo de 60% a 80% da frequência cardíaca máxima, obtida por um teste de esforço realizado por um médico, ou de 50% a 70% do consumo de oxigênio de pico, obtido em um teste ergoespirométrico, também realizado por um médico.

   Quando falamos de atividade aeróbia, quais são as três primeiras de que você se lembra? Anote-as e reflita sobre como cada uma das três pode ser classificada como aeróbia ou anaeróbia.

   Essa reflexão é importante porque, muitas vezes, há profissionais que falam sobre determinadas atividades aeróbias ou anaeróbias, quando, na verdade, o que vai determinar o tipo de cada atividade é o modo como ela está sendo trabalhada, de acordo com as condições funcionais e fisiológicas do aluno – relação entre intensidade e duração.

2. A diminuição da prática de atividade física em grupos especiais tende a promover a redução da aptidão física, o que pode aumentar diversos fatores de risco. Assim, um programa de exercícios bem planejado é uma boa estratégia para a prevenção de agravos, bem como para melhorar os componentes

---

Atividades de aprendizagem

Aqui você dispõe de questões cujo objetivo é levá-lo a analisar criticamente determinado assunto e aproximar conhecimentos teóricos e práticos.

Bibliografia comentada

KENDALL, F. P. **Músculos**: provas e funções – com postura e dor. 5. ed. São Paulo: Manole, 2007.

O livro é imprescindível àqueles que querem conhecer o movimento humano em detalhes, pois apresenta conceitos básicos sobre o assunto, como a descrição de posição anatômica, planos e eixos, além dos movimentos dos músculos. A postura é discutida em detalhes, inclusive as peculiaridades encontradas em crianças de diferentes faixas etárias. A obra também traz informações sobre origem, inserção, ação e inervação dos músculos. Cada um deles é apresentado em um desenho, para facilitar a compreensão. Alguns testes de função muscular também são analisados.

VANPUTTE, C.; REGAN, J.; RUSSO, A. **Anatomia e fisiologia de Seeley**. 10. ed. Porto Alegre: AMGH, 2016.

A obra apresenta conceitos básicos importantes para aqueles que atuam na área da saúde. Por meio de uma abordagem multidisciplinar, os autores analisam a anatomia e a fisiologia dos diferentes sistemas que compõem o corpo humano. Usando textos comparativos e ilustrações complementares, o livro oferece uma visão simultânea da estrutura e do funcionamento dos elementos que fazem parte do organismo. Em todos os capítulos, há estudos de caso e exercícios comentados que propiciam maior reflexão sobre os temas discutidos.

Bibliografia comentada

Nesta seção, você encontra comentários acerca de algumas obras de referência para o estudo dos temas examinados.

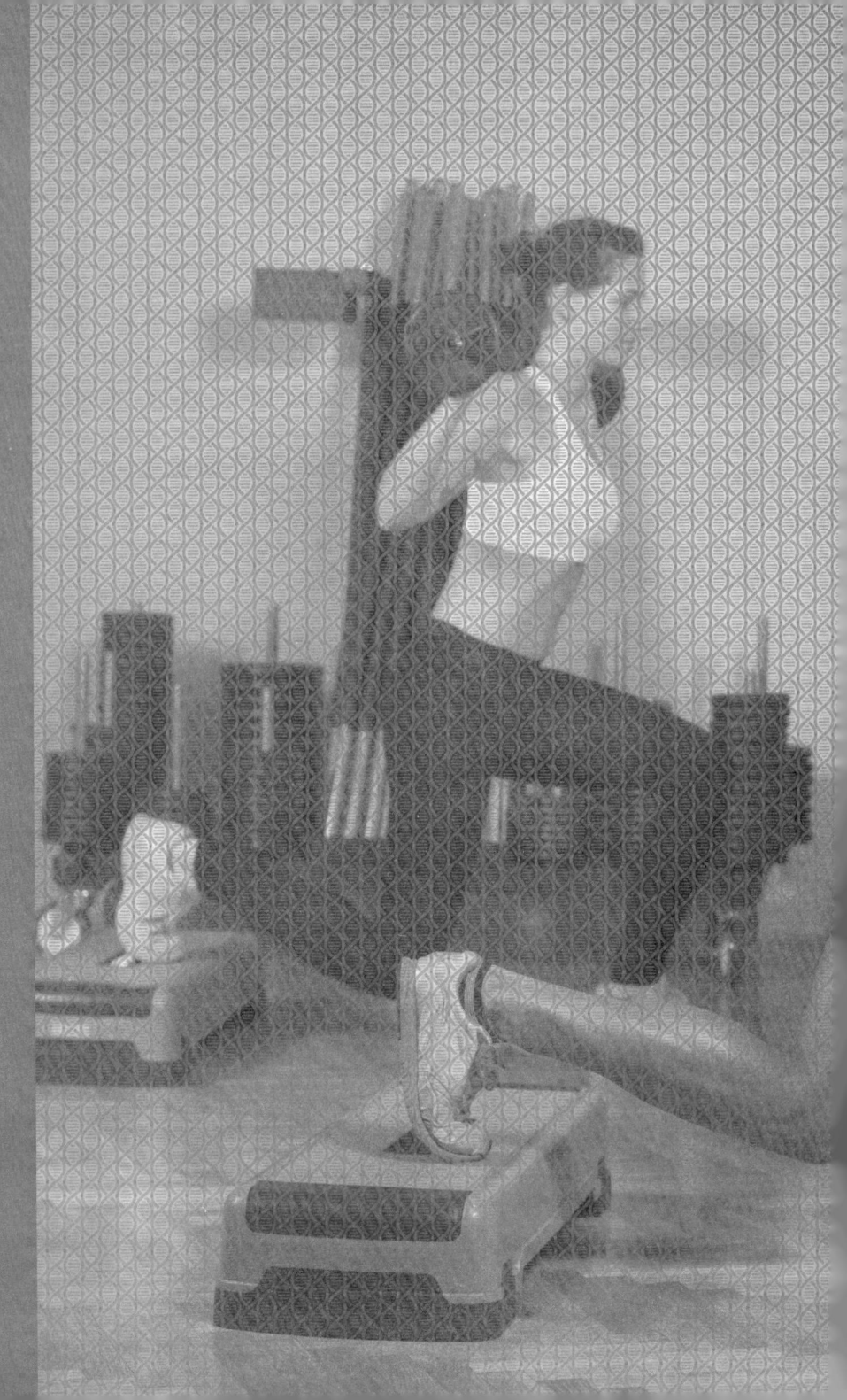

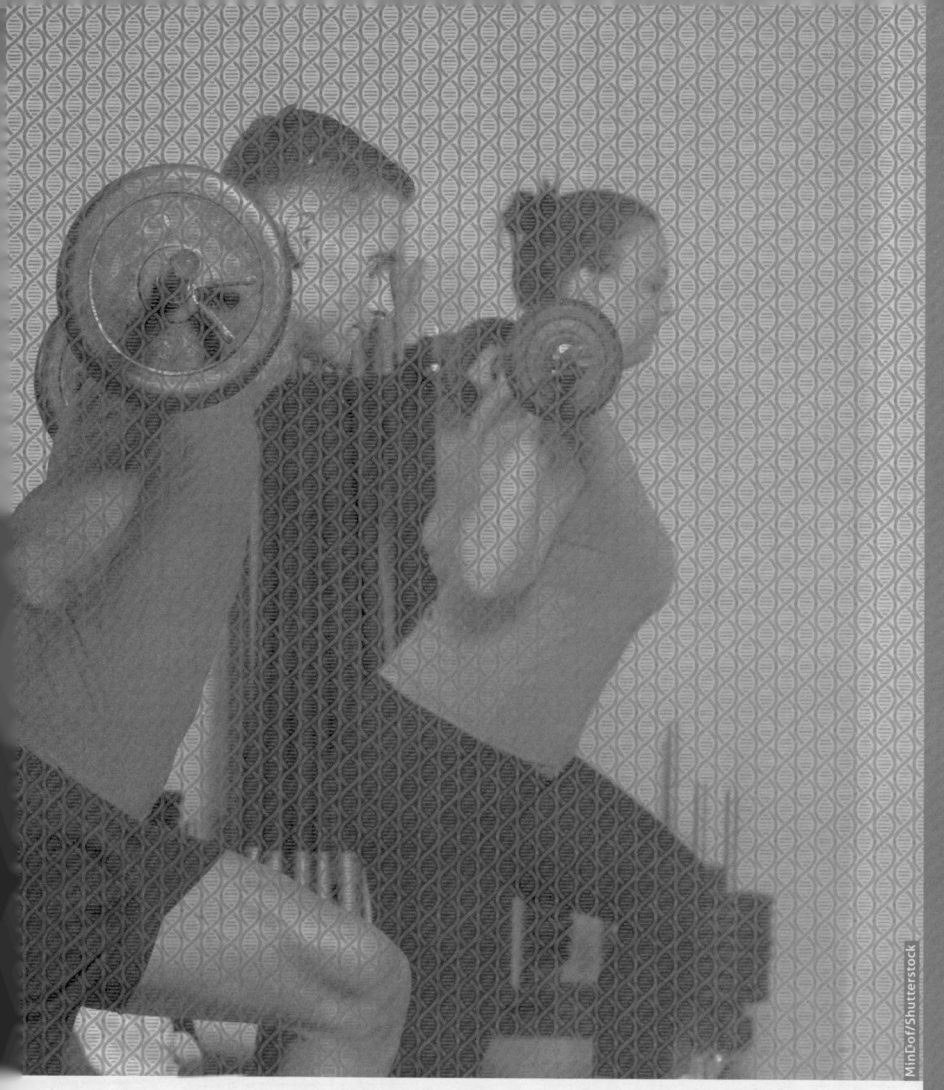

Capítulo 1

Exercício físico e saúde

Neste capítulo, apresentaremos o exercício físico como ferramenta importante para a prevenção de doenças e a mudança de estilo de vida das populações especiais. Nesse sentido, abordaremos a evolução das políticas públicas e dos hábitos relacionados ao exercício físico e à saúde e analisaremos os conceitos de atividade física, exercício físico e aptidão física.

Também discutiremos sobre três períodos importantes da história da epidemiologia, para demonstrar como o exercício auxilia a prevenção e o tratamento de doenças, observando as diferenças de resultados das atividades aeróbia e anaeróbia.

Por fim, faremos uma reflexão sobre a prescrição do exercício físico, sobretudo em relação à importância da anamnese e da escolha de programas adequados para a população especial.

1.1 Aspectos históricos das políticas públicas voltadas ao exercício e à saúde

Desde o início da humanidade, a sobrevivência da espécie dependia da busca por abrigo e por comida. Os homens sofriam desgaste físico na caça e, por consequência, tinham de armazenar energia para poder realizar suas atividades. Então, o organismo humano desenvolveu, ao longo do processo evolutivo, sistemas que, de forma bastante eficaz, podiam produzir o vigor necessário e, depois, conservá-lo.

Com o aprimoramento da inteligência, a espécie humana desenvolveu tecnologias que lhe permitiram usufruir, cada vez mais, o conforto de uma moradia, a ingestão de alimentos de boa qualidade e em grande quantidade e, principalmente, as facilidades trazidas pelos aparelhos eletrônicos, que deixaram a vida mais fácil, possibilitando, muitas vezes, a realização de uma tarefa apenas apertando um botão. Essa realidade pode ser comprovada, em diferentes níveis, nas classes sociais, independentemente de idade ou de gênero. De forma geral, essa dinâmica afastou a necessidade da luta pela sobrevivência. Por outro lado, esse conforto pode levar a um quadro de sedentarismo, com perda do estímulo para a prática de exercícios.

Uma vez que a atividade física está relacionada diretamente a um organismo saudável, o problema não é o conforto trazido pelas novas tecnologias, mas o fato de que, na atualidade, todas as ações de trabalho e de lazer dos indivíduos acabam sendo realizadas em frente a um computador ou a um aparelho celular.

Uma pessoa que vai de carro para o trabalho, onde permanece oito horas em frente a um computador, e, depois, volta para casa de carro, anseia por um momento de lazer. E o que ela escolhe? Ficar, novamente, em frente ao computador! Antes de dormir, assiste a um pouco de televisão. É claro que essas atividades domésticas – utilizar o computador ou assistir à televisão – são interessantes. Entretanto, nesse exemplo, a pessoa passa o dia inteiro na mesma posição, fator que aumenta o risco de redução da aptidão cardiorrespiratória e causa sobrecarga e compensações osteomioarticulares.

Além disso, crianças estão trocando as atividades ao ar livre por jogos em celulares, *tablets* e computadores, que são muito interessantes, desde que utilizados de forma equilibrada. Nesse contexto, o uso das novas tecnologias pode e deve ser incentivado, porém, da mesma forma, os jovens devem ser encorajados a realizar outras atividades que lhes ofereçam uma quantidade e uma qualidade de movimentos suficientes para que tenham uma vida saudável. Isso significa que as crianças precisam vivenciar atividades diversificadas, sempre que possível, em contato com a natureza.

Porém, infelizmente, o processo de urbanização vem mostrando números crescentes de jovens com comportamento sedentário e péssimos hábitos alimentares. Esses índices aumentam o risco de eles desenvolverem doenças crônicas não transmissíveis (DCNTs) em algum momento da vida.

É bem conhecido que um estilo de vida sedentário, somado a maus hábitos alimentares, traz uma série de riscos à saúde. Também se sabe que o exercício é uma ferramenta importante na prevenção e no tratamento das DCNTs. Contudo, quando se percebeu que o exercício deve fazer parte dos programas de saúde e de incentivo à melhoria da qualidade de vida?

Na primeira metade do século XX, na Inglaterra, nos Estados Unidos (EUA) e no Canadá, cresceu um movimento em defesa da medicina preventiva. Foi quando o conceito de **promoção da saúde** apareceu pela primeira vez, em 1945, apresentado por Henry Sigerist[1], um dos mais importantes historiadores da

---

[1] Henry Sigerist foi um dos mais importantes historiadores da medicina no século XX (Almeida, 2016).

medicina. Desde então, passaram a ser discutidas questões sobre a promoção de ações voltadas à saúde e à reabilitação (Ferreira et al., 2016). Tratar o doente, restaurar sua saúde e reabilitá-lo são atividades que apresentam um alto custo, tanto para o indivíduo quanto para o sistema de saúde, enquanto que ações para promover a saúde e prevenir a doença custam muito menos. Assim, os benefícios da prevenção são inúmeros para todos os envolvidos:

- **Órgãos públicos** – Gastam menos, pois o custo do investimento em programas de prevenção é menor do que o custo para tratamento das DCNTs (consultas, internamento, exames, medicamentos, reabilitação).
- **Empresas** – Podem contar com colaboradores mais saudáveis e que se ausentam menos do trabalho.
- **Pessoas** – Sentem-se melhor quando há investimentos em comportamentos que visam a uma melhor qualidade de vida. Além disso, quanto mais saúde, menos gastos com medicamentos, tratamentos etc.

Dessa forma, o exercício passou a ser estudado por um grande número de profissionais em diversos países como ferramenta de promoção da saúde e prevenção de DCNTs. De acordo com Nahas e Garcia (2010), um dos destaques desses estudos foi a pesquisa conduzida pelos epidemiologistas J. N. Morris, J. A. Heady, P. A. Raffle, C. G. Roberts e J. W. Parks, que examinaram a ação do exercício físico como ferramenta de prevenção de cardiopatias (Morris et al., 1953). Essa investigação levou a uma série de outras pesquisas nos anos de 1950 e 1960, quando houve um aumento da incidência de cardiopatias, principalmente nos países industrializados, nos quais o número de casos de DCNTs era – e continua sendo – maior.

Na segunda metade do século XX, considerando o aumento do número de casos de DCNTs, pesquisadores de educação física dos Estados Unidos passaram a incentivar, em todo o mundo, uma maior atenção para a mudança de estilo de vida, com o objetivo de aprimorar a aptidão cardiorrespiratória, a força, a resistência muscular e a flexibilidade da população.

A composição corporal também passou a ser analisada, uma vez que, nesse período, começaram a aparecer números preocupantes de casos de obesidade, que é um importante fator de risco para outras doenças. Assim, o profissional de educação física começou a trabalhar com evidências epidemiológicas, com foco na mudança de estilo de vida (Nahas; Garcia, 2010).

No Brasil, acompanhando o movimento internacional, a atividade física é reconhecida por lei como um dos componentes necessários para uma boa saúde. O art. 3º da Lei n. 8.080, de 19 de setembro de 1990 (Brasil, 1990), aponta:

Art. 3º Os níveis de saúde expressam a organização social e econômica do País, tendo a saúde como determinantes e condicionantes, entre outros, a alimentação, a moradia, o saneamento básico, o meio ambiente, o trabalho, a renda, a educação, a atividade física, o transporte, o lazer e o acesso aos bens e serviços essenciais.

Parágrafo único. Dizem respeito também à saúde as ações que, por força do disposto no artigo anterior, se destinam a garantir às pessoas e à coletividade condições de bem-estar físico, mental e social.

Existem vários programas de incentivo à mudança de estilo de vida espalhados dentro e fora do Brasil e a tendência é que o número aumente, uma vez que o custo dos programas, conforme comentado anteriormente, é bem menor do que o custo com o tratamento das DCNTs. O Quadro 1.1, a seguir, mostra algumas das ações voltadas para o incentivo da a mudança de estilo de vida.

Quadro 1.1 Programas de incentivo à mudança de estilo de vida

Local	Nome do programa	Ano de início	Público-alvo	Ações
Canadá	ParticipACTION	1971 (houve uma interrupção em 2000, mas o programa voltou em 2007)	População em geral	Desenvolver ações com parceiros, que incluem instituições dos setores do esporte, atividade física, recreação, governo e patrocinadores, para inspirar e apoiar os canadenses a se movimentarem mais.
EUA	Catch (Child and Adolescent Trial for Cardiovascular Health)	1997	Crianças e adolescentes	Estimular a prática regular de exercícios e atividades físicas tanto durante as aulas de Educação Física quanto nas atividades fora da escola.
EUA	Spark	1989	Crianças e jovens	Incentivar a atividade física e contribuir para a redução dos índices de obesidade.
EUA	Let's move	2009	População em geral	Combater a obesidade.
Inglaterra	Active for Life	1995	População em geral	Transmitir pela mídia de massa informações sobre os benefícios das atividades físicas.
Colômbia	Muévete Bogotá	1998	População em geral	Oferecer informações sobre os benefícios da atividade física.
Austrália	Active	1997	População em geral	Promover o estilo de vida saudável e combater a obesidade.

(continua)

(Quadro 1.1 – conclusão)

Local	Nome do programa	Ano de início	Público-alvo	Ações
Brasil	CuritibAtiva	1998	População em geral	Estimular a prática regular de atividades e exercícios.
Brasil	Programa Academia da Cidade (PAC), no Recife	2002	População em geral	Estimular a prática da atividade física e promover a qualidade de vida. Construir e/ou recuperar espaços físicos, praças e parques para a prática de atividades e exercícios físicos, oficinas, orientações.
Brasil	PAC, em Aracaju	2004	População em geral	Orientar e estimular a população para a prática de atividades e exercícios físicos.
Brasil	PAC, em Belo Horizonte	2006	População em geral	Estimular a prática regular de atividades e exercícios físicos.
Brasil	Serviço de Orientação ao Exercício (SOE) Vitória, ES	2006	População em geral	Estimular a prática regular de atividades e exercícios físicos.
Brasil	Agita São Paulo	Criado no início de 1995, lançado em dezembro de 1996 e implantado em fevereiro de 1997.	População em geral	Combater o sedentarismo, promovendo o aumento do nível de prática de atividade física, bem como o conhecimento sobre os benefícios de um estilo de vida ativo.

Fonte: Elaborado com base em Silva Júnior, 2015.

Esses programas apresentam como características principais a contemplação de ações de incentivo à prática de exercícios físicos e à mudança nos hábitos alimentares e o estímulo da integração ou de práticas conjuntas com outros programas cujo foco seja a promoção da saúde. Além disso, podem buscar reestruturar espaços públicos, para que, neles, a população receba orientações e pratique algum tipo de esporte ou atividade física.

É muito importante que os programas de incentivo à mudança de estilo de vida assegurem oportunidade de atividades para todas as idades, lembrando que muitos dos problemas – como sobrepeso, obesidade e alterações posturais – se iniciam na infância. Assim, quanto maior for a abrangência, inclusive com atividades para as famílias, maior será a chance de o programa obter sucesso. Além de manter os projetos que já existem, é necessário que surjam novas ideias que incentivem as pessoas a transformar atitudes e comportamentos – que "podem ser muito efetivas na área de prevenção e controle das doenças associadas a inatividade, referidas como doenças hipocinéticas" (Nahas, 2017, p. 27).

Parques, praças, ciclovias e academias ao ar livre são exemplos de projetos que algumas cidades desenvolvem para incentivar os cidadãos a praticar atividade física. Porém, é importante ressaltar que uma ação isolada não é suficiente. Por exemplo: a existência de um parque sem segurança não incentiva as pessoas à atividade ou ao exercício físicos; a academia ao ar livre sem a presença de um profissional para dar orientações pode levar à prática física de forma inadequada. A questão é bastante complexa e deve envolver debate de diversas áreas para a elaboração de políticas públicas que contemplem as necessidades da população.

Sobre esse assunto, vejamos o art. 196, da Constituição Federal de 1988 (Brasil, 1988):

> *Art. 196. A saúde é direito de todos e dever do Estado, garantido mediante políticas sociais e econômicas que visem à redução do risco de doença e de outros agravos e ao acesso universal e igualitário às ações e serviços para sua promoção, proteção e recuperação.*

Dessa forma, como a saúde é resultante de uma série de fatores – como boas condições de alimentação, moradia, acesso à educação, lazer e outros – são necessárias ações conjuntas, bem como políticas públicas para que esse direito seja assegurado (Burlandy, 2009).

A incidência de DCNTs causa impacto bastante negativo nos serviços de saúde, uma vez que elas acometem o paciente por um longo período. O consumo exagerado de produtos industrializados e a pouca ingestão de alimentos naturais e saudáveis aumentam os riscos de ocorrência de obesidade, hipertensão e diabetes, além de outras doenças que discutiremos ao longo dos próximos capítulos.

O estilo de vida sedentário e a recorrência de maus hábitos alimentares repercutem no aumento da incidência de DCNTs. Dessa forma, os custos financeiros e humanos dos tratamentos são altos, por isso são necessários projetos e investimentos regulares em pesquisas, prevenção e incentivos a um estilo de vida mais saudável (Malta et al., 2006).

Assim, pode-se entender como são importantes as políticas públicas com ações voltadas para o incentivo da busca por um melhor estilo de vida. Embora muitas ações sejam necessárias, os focos de nossa discussão são a atividade e o exercício físicos, recursos não medicamentosos de prevenção e tratamento de DCNTs.

1.2 Atividade física, exercício físico, aptidão física e saúde

Quando pensamos em *conceito de saúde*, logo vem à mente uma dúvida: quais fatores estão diretamente envolvidos para que um indivíduo tenha mais ou menos saúde? Vale a pena lembrar que existem fatores **não modificáveis**, como a genética e a idade, e **modificáveis**, como tipo de alimentação, prática de exercícios físicos e hábitos etílicos e tabagistas.

Por que é importante saber isso? Porque, sendo a saúde "um estado de completo bem-estar físico, mental e social e não apenas a ausência de doença ou enfermidade" (WHO, 2018a, tradução nossa), o conhecimento dos fatores de risco permite ao indivíduo optar (ou não) por hábitos mais saudáveis. Nesse contexto, o exercício físico é indicado como uma possibilidade não medicamentosa de prevenção e tratamento de DCNTs (Telles et al., 2016).

Mas, afinal, qual é a diferença entre *atividade física*, *exercício físico* e *aptidão física*?

Para respondermos a essa questão, vejamos, na Figura 1.1, a seguir, um homem de terno andando de bicicleta, provavelmente voltando do trabalho ou indo para ele. Analisando a imagem, podemos afirmar que ele está gastando mais energia do que se estivesse em repouso? Sim. Entretanto, ele pode usar a bicicleta para percorrer um trajeto curto ou longo, sem que haja um planejamento. Esse é um exemplo de **atividade física**.

Figura 1.1 Exemplo de atividade física

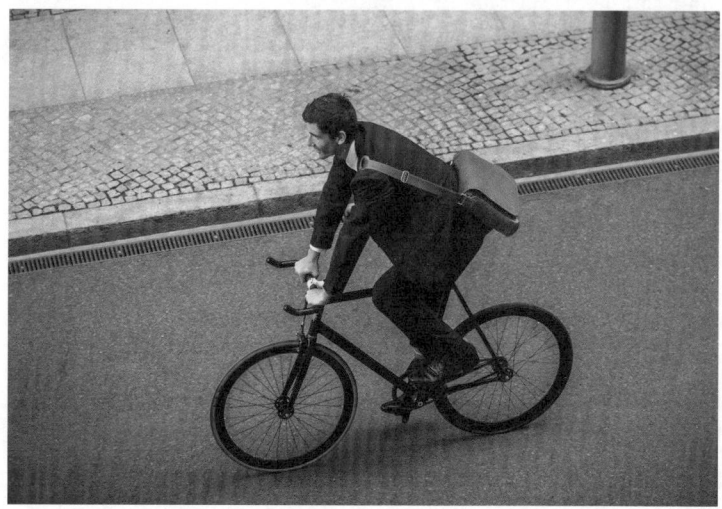

Kzenon/Shutterstock

Explicando melhor, a atividade física é definida "como qualquer movimento corporal, produzido pelos músculos esqueléticos, que resulta em gasto energético maior que os níveis de repouso" (Caspersen; Powel; Christensen, 1985, citados por Maciel, 2010, p. 1026). Além de andar de bicicleta, são exemplos de atividade física: caminhar e realizar tarefas domésticas como varrer e limpar o chão. No entanto, é importante ressaltar que uma caminhada planejada, regular, com o objetivo de melhoria de aptidão cardiorrespiratória, por exemplo, pode ser considerada um exercício físico. Portanto, é preciso conhecer bem a ação praticada antes de se afirmar se se trata de uma coisa ou outra.

Observando a Figura 1.2, podemos pensar que a moça está se exercitando. Será que ela está gastando mais energia do que se estivesse em repouso? Sim, novamente. Entretanto, ela está no ambiente de uma academia, provavelmente fazendo um exercício de uma série planejada, com o objetivo de melhorar a aptidão física. Esse é um exemplo de **exercício físico**.

Figura 1.2 Exemplo de exercício físico

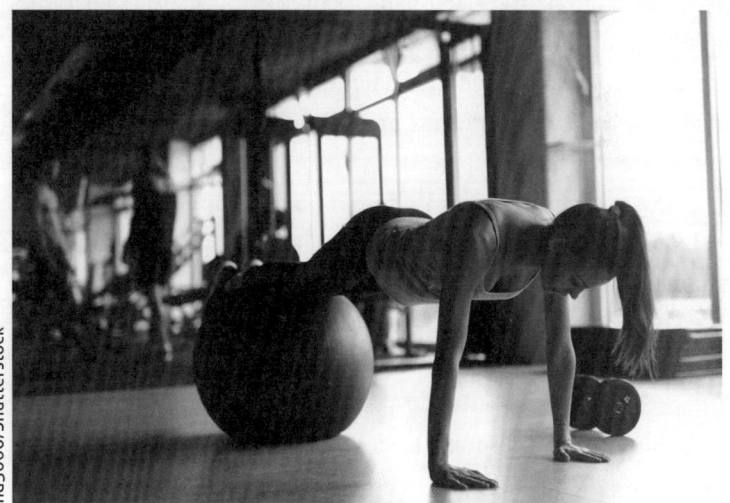

Dessa forma, o exercício físico é "toda atividade física planejada, estruturada e repetitiva que tem por objetivo a melhoria e manutenção de um ou mais componentes da aptidão física" (Caspersen; Powel; Christensen, 1985, citados por Maciel, 2010, p. 1026).

Então, a diferença entre modalidades é que a atividade física pode ser qualquer prática que resulte em gasto energético acima dos níveis de repouso, enquanto o exercício físico é uma ação planejada e controlada.

Por sua vez, a **aptidão física voltada para a saúde** refere-se à capacidade de realizar as atividades do dia a dia com disposição, o que é favorável na prevenção de DCNTs, pois "congrega características que, em níveis adequados, possibilitam mais energia para o trabalho e o lazer, proporcionando, paralelamente, menor risco de desenvolver doenças ou condições crônico-degenerativas associadas a baixos níveis de atividade física habitual" (Nahas, 2017, p. 52). Assim, a capacidade cardiorrespiratória, a flexibilidade, a resistência muscular e a composição corporal são componentes da aptidão física relacionada à saúde (Nahas, 2017). Portanto, melhorar a aptidão física prepara os indivíduos para um melhor desempenho das atividades da vida diária (AVDs). No entanto, não é raro vermos algumas pessoas que mal conseguem subir um lance de escada.

Já a **aptidão física voltada para o desempenho motor** está relacionada aos "componentes necessários para uma performance máxima no trabalho ou nos esportes" (Nahas, 2017, p. 52). Nesse contexto, o foco é o trabalho planejado, com metas claras, ou seja, atividades planejadas, acompanhadas e orientadas por um profissional, respeitando a fase de desenvolvimento motor do indivíduo e possibilitando, assim, novas experiências e o melhoramento da aptidão física.

Pelo fato de o exercício físico ser um meio não medicamentoso para a prevenção e a redução dos agravos decorrentes de DCNTs e a aptidão física ser um componente essencial para a proposta de melhoria de estilo de vida, é importante que o profissional de educação física e os trabalhadores da área da saúde fiquem atentos aos aspectos epidemiológicos, ao perfil de cada grupo e às suas necessidades. Por um lado, quanto mais baixo for o nível de aptidão física, maior será o risco de contração de DCNTs; por outro, quanto mais alto for o nível de aptidão física, menor será o risco de aquisição de DCNTs e de acúmulo de gordura abdominal, bem como será maior a possibilidade de desenvolvimento de habilidades funcionais.

Embora a atividade física seja importante, o primeiro obstáculo a ser enfrentado em sua realização é o processo de adesão, ou seja, dar o primeiro passo (Telles et al., 2016). Quando alguém está vivendo sob um comportamento sedentário, reorganizar a vida para começar uma atividade física ou um programa de exercício físico pode ser difícil. Dessa forma, encarar a realidade e mudar de atitude leva tempo – o problema é que, enquanto essa mudança não ocorre, os fatores de risco aumentam e as condições de saúde tendem a piorar. Dores em membros inferiores e na coluna, advindas do sobrepeso e que nunca passam, não melhorarão enquanto não houver diminuição da massa corporal.

Se a pessoa consegue vencer a primeira barreira e dar o passo inicial, o seguinte é manter a prática regular por um longo período, que é o **processo de aderência** – que também é um desafio. Nesse ponto, é importante que o indivíduo tenha a companhia de outra pessoa, para que ambos se sintam estimulados a prosseguir. Porém, caso um deles desista, o outro pode acabar desanimando e também abandonar a atividade. A verdade é que a decisão está dentro de cada um. A adesão pode começar com pequenas mudanças, como subir escadas, caminhar – mesmo que por curtos trajetos –, dançar, ficar menos tempo sentado – ou seja, qualquer movimento é importante.

Conforme Telles et al., (2016), atualmente, cerca de 50% das pessoas abandona a atividade física nos primeiros 6 meses. Considerando que muitas delas apresentam DCNTs e têm histórico de sedentarismo, iniciar e manter um programa de exercícios requer vontade própria e habilidade do professor para elaborar um programa atraente e adequado para as diferentes necessidades. Mais do que isso, como nesta obra estamos tratando de pessoas de grupos especiais, o exercício representa a chance de elas viverem mais e melhor. Por isso, o profissional de educação física deve ter bons argumentos para explicar o quanto a prática esportiva pode fazer a diferença na vida de cada uma delas.

Enquanto o baixo nível de aptidão física é apontado como fator de risco para o desenvolvimento de DCNTs, os altos índices estão relacionados à redução da incidência de sobrepeso e de obesidade, além contribuírem para a melhora da disposição e da saúde. Em vista disso, pode-se relacionar aptidão física a um indicador de saúde, uma vez que diversos tipos de DCNT têm como causa os maus hábitos alimentares e o sedentarismo (Verardi et al., 2007).

Fernandes Filho (2003) aponta que a aptidão física envolve a resistência muscular, a força, a aptidão cardiorrespiratória, a flexibilidade e a composição corporal e contribui para um bom estado de saúde quando o indivíduo alcança uma condição de equilíbrio físico, emocional e social.

1.2.1 Resistência muscular ou resistência de força

Às vezes, os conceitos sobre práticas esportivas são misturados ou confundidos e isso gera grandes equívocos.

Certamente, ao longo de um dia, muitos de nós fazem algum tipo de trabalho que envolve força. Por isso, antes de adentrarmos no assunto desta seção, precisamos relembrar os tipos de trabalho de força.

Resistência de força pode ser definida como a capacidade de um músculo ou de grupo muscular de vencer a resistência (exercícios concêntricos) ou de exercer movimento igual à resistência (exercícios isométricos). Pode ocorrer também quando a resistência supera a força, como no caso dos exercícios excêntricos.

Segundo Letieri et al. (2017, p. 229), a contração concêntrica é aquela "em que há um encurtamento do comprimento do músculo" e a contração excêntrica é a "que consiste no alongamento do mesmo". Para Fleck e Kraemer (2017, p. 2),

> *Quando um peso está sendo levantado, os principais músculos envolvidos estão se encurtando ou realizando uma ação muscular concêntrica [...].*
>
> *Durante uma ação muscular concêntrica é desenvolvida força, ocorrendo o encurtamento do músculo: portanto, a palavra contração também é adequada para este tipo de ação muscular.*

Os autores ainda dizem que, "quando um peso está sendo baixado de maneira controlada, os principais músculos envolvidos estão desenvolvendo força e se alongando de maneira controlada, o que é chamado de **ação muscular excêntrica**" (Fleck; Kraemer, 2017, p. 2, grifo do original).

O terceiro tipo de contração ocorre "quando um músculo é ativado e desenvolve força, mas nenhum movimento visível ocorre na articulação, acontece uma **ação muscular isométrica**" (Fleck; Kraemer, 2017, p. 2, grifo do original).

Agora que relembramos os conceitos de força, vamos exemplificá-los. Na Figura 1.3, a seguir, há uma pessoa segurando um haltere em cada mão e fazendo flexão de cotovelo.

Figura 1.3 Exercício para flexores de cotovelo

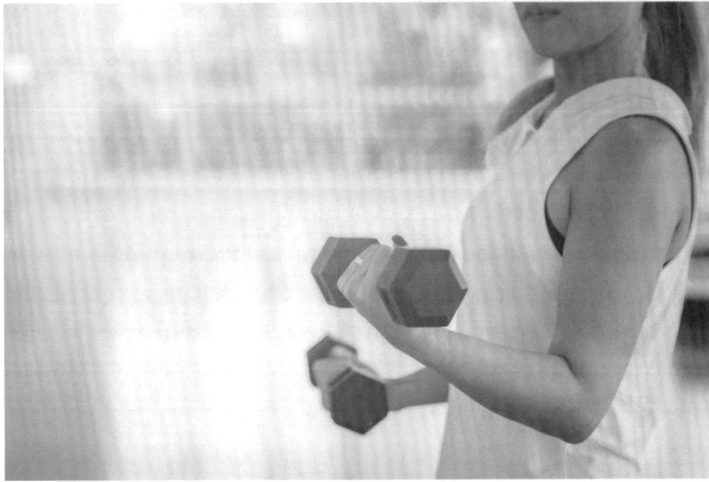

Nesse tipo de exercício, ocorrem os seguintes passos:

1. Durante o movimento de flexão de cotovelo, a pessoa vence a gravidade, realizando uma contração concêntrica com os músculos flexores de cotovelo.
2. Se iniciar a flexão de cotovelo e parar (sem movimento aparente), a pessoa realizará uma contração isométrica com os flexores de cotovelo.
3. Ao voltar à posição inicial de forma controlada, a pessoa efetuará uma contração excêntrica com os flexores de cotovelo.

Pode parecer confuso, uma vez que o movimento observado é a extensão de cotovelo. Porém, deve-se levar em conta o tipo de contração para entender qual é o grupo muscular trabalhado. Para facilitar a compreensão da contração excêntrica, pense que a pessoa está freando para que o movimento aconteça de forma controlada.

Na Figura 1.4, a seguir, à esquerda, um indivíduo está em pé; para fazer o agachamento, que consta à direita, ele executa uma contração excêntrica (como em uma frenagem) de extensores de quadris e joelhos.

Figura 1.4 Exercício de agachamento

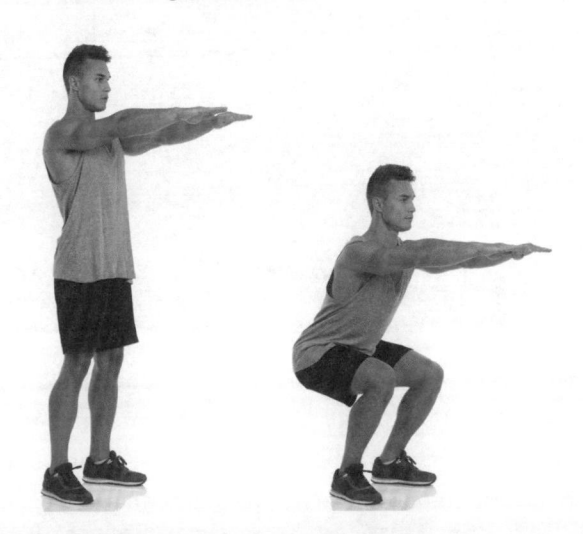

Ao passar da posição de agachamento para a posição em pé, o indivíduo realiza uma contração concêntrica com os extensores de quadris e joelhos. E a contração isométrica? Ela ocorre quando o indivíduo permanece na posição de agachamento (sem movimento aparente).

Na próxima imagem, na Figura 1.5, podemos observar uma aluna realizando um movimento de extensão de cotovelo, ao estender a borracha (contração concêntrica de extensores de cotovelo). Se ela mantiver essa posição sem movimento aparente, estará realizando uma contração isométrica com os extensores de cotovelo. Já no retorno, com o movimento de flexão de cotovelo controlado, ocorrerá uma contração excêntrica de extensores de cotovelo.

Figura 1.5 Exemplo de exercício resistido

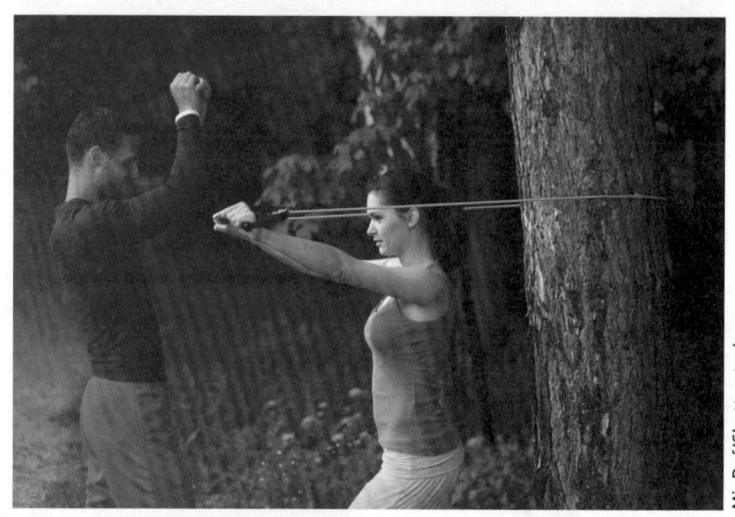

MinDof/Shutterstock

Nos exemplos demonstrados, o professor deve estar atento em relação à realização dos exercícios, porém, também é importante que o profissional observe os outros segmentos corporais, buscando orientar o aluno para que mantenha uma posição estável na realização dos movimentos. Infelizmente, muitos profissionais não prestam atenção e os exercícios podem tornar-se um risco em vez de um benefício. Isso significa que o professor pode estar focando em um grupo muscular, porém sua atenção deve estar no aluno como um todo.

A Figura 1.6 mostra um exemplo de exercício isométrico, aquele no qual os praticantes de exercícios mantêm determinada posição. Embora pareça simples, o aluno deve ser orientado, como em todos os outros casos, a não fazer compensações. Dessa forma, mais uma vez, é importante estar atento a todos os detalhes durante a realização do exercício, principalmente quando o aluno faz parte de um grupo especial, em que existem mais fatores de risco envolvidos. Nesse caso, quando os músculos abdominais não conseguem manter a contração isométrica, poderá haver uma compensação da pelve, com sobrecarga na coluna lombar.

Figura 1.6 Exemplo de exercício isométrico

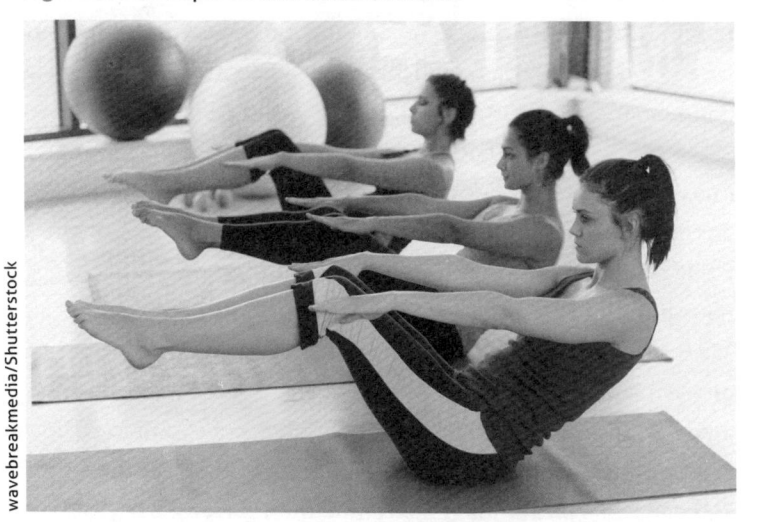

wavebreakmedia/Shutterstock

De forma geral, o professor deve ter um bom conhecimento de anatomia e de cinesiologia para a elaboração do programa de exercícios, ou seja, dominar os movimentos e a amplitude de cada articulação, bem como a postura adequada. Para isso, deve ser curioso, observar, investigar e buscar por respostas a suas dúvidas, mesmo que às vezes não as encontre exatamente como gostaria. Isso é importante porque, quando tem dúvidas, o profissional tende a ser mais cauteloso.

1.2.2 Aptidão cardiorrespiratória

Também chamada de *resistência cardiorrespiratória*, de acordo com Schneider et al. (2014), é descrita como a capacidade de resistir a atividades que demandam esforço físico, com o trabalho de vários grupos musculares, mantendo o ritmo constante.

Essa aptidão, segundo Nahas (2017, p. 55), é chamada *aptidão cardiorrespiratória* ou *resistência aeróbica* e está relacionada à capacidade de o "organismo como um todo resistir à fadiga em esforços de média e longa duração". Nesse contexto, o volume de oxigênio máximo (VO_2 max), os limiares aeróbio e anaeróbio e a possibilidade de utilização do movimento em diversos segmentos são indicadores das condições da aptidão cardiorrespiratória (Schneider et al., 2014).

A frequência cardíaca (FC) máxima a ser utilizada nos indivíduos de grupos especiais deve ser calculada com base nos resultados do teste ergométrico realizado por um médico. Mas por que o médico deve realizar esse teste? Todos os profissionais envolvidos no tratamento de pessoas que pertencem a um grupo especial são importantes. Entretanto, cada um deve atuar na área para a qual está preparado, a fim de lidar com as consequências, caso algo aconteça. Durante um teste de esforço, por exemplo, se houver alguma complicação, é o médico que estará preparado para atender e dar continuidade ao tratamento conforme o necessário. Por isso, é importante a indicação do trabalho multidisciplinar.

Além disso, a existência de riscos também justifica a troca de informações entre os profissionais, para assegurar que o melhor tratamento está sendo realizado – todo o acompanhamento deve ser registrado.

Há também mais uma questão muito importante para a qual o profissional deve estar preparado caso algo aconteça durante um treinamento planejado de forma responsável: saber o número do serviço de atendimento emergencial e como proceder até a chegada do serviço especializado.

1.2.3 Flexibilidade

Flexibilidade e *alongamento* são termos comumente utilizados como sinônimos. No entanto, conforme esclarecem Dantas e Conceição (2017, p. 281), em nível conceitual, alongamento refere-se à forma de trabalho que visa à manutenção dos níveis de flexibilidade obtidos e a [sic] realização dos movimentos de amplitude normal com o mínimo de restrição física possível; e flexionamento refere-se à forma de trabalho que visa a obter uma melhora da flexibilidade através da viabilização de amplitudes de arcos de movimento articular superiores aos originais (exercício de flexibilidade).

A amplitude de movimento articular depende da integridade óssea, articular e muscular. O processo para melhorá-la, em conjunto com o trabalho de força, pode contribuir para a prevenção de problemas posturais. Assim, o professor deve observar cada segmento corporal do indivíduo para reconhecer a necessidade de exercícios de resistência muscular ou para melhorar a amplitude de movimento, sempre respeitando as possibilidades e as restrições funcionais de cada aluno.

A flexibilidade, como aptidão física, está diretamente relacionada à saúde e à realização de AVDs, uma vez que quadros de desequilíbrio osteomioarticular podem levar a complicações, que tendem a ser agravadas quando não são identificadas e compensadas.

Uma vez que indivíduos pertencentes a grupos especiais tendem a apresentar um estilo de vida sedentário, que pode levar a um risco aumentado de compensações ou posturas inadequadas, resultando em desequilíbrios funcionais, é necessária a identificação de sua capacidade de flexibilidade. Para isso, devem-se respeitar as etapas – avaliação, acompanhamento e reavaliação – para averiguar se os resultados estão conforme o esperado. Uma pessoa que trabalha o dia todo sentada, por exemplo, tende a apresentar encurtamento de flexores de joelho e de flexores de quadril; estes, quando encurtados, junto com músculos abdominais fracos (além dos outros músculos envolvidos), tendem a fazer com que a pelve rode anteriormente e, mais uma vez, há uma sobrecarga da coluna lombar.

1.2.4 Composição corporal

A **composição corporal** é a aptidão física relacionada às proporções de massa magra e de massa gorda no indivíduo.

Nesse contexto, o **índice de massa corporal (IMC)** é um indicador simples e bastante utilizado para relacionar a massa corpórea e a altura do indivíduo. O resultado do IMC aponta se a pessoa está ou não dentro dos padrões seguros em relação à obesidade e ao sobrepeso. O índice é avaliado considerando-se o valor da massa corporal em quilogramas (kg) dividido pela altura em metros (m) elevada ao quadrado (Souza et al., 2009).

IMC = massa (kg) / altura² (m)

Como não tem custo, esse recurso é muito utilizado para avaliar se o indivíduo se encontra em situação de sobrepeso ou obesidade (Oliveira, 2014). Porém, é importante ressaltar que

> o IMC representa apenas uma estimativa razoável da composição corporal, mais adequada para adultos (18-65 anos), que não sejam atletas ou que tenham uma massa muscular muito desenvolvida. Nesses casos, a musculatura avantajada pode ser confundida como excesso de gordura, o que seria totalmente incorreto. (Nahas, 2017, p. 108)

Dessa forma, um indivíduo com IMC igual ou superior a 25 está com sobrepeso. Já um valor de IMC igual ou superior a 30 é considerado obesidade. Vejamos um exemplo de cálculo de IMC na Figura 1.7, a seguir.

Figura 1.7 Exemplo de cálculo de IMC

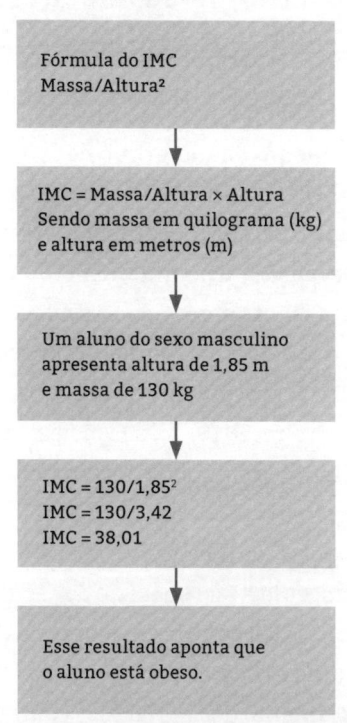

```
Fórmula do IMC
Massa/Altura²
        ↓
IMC = Massa/Altura × Altura
Sendo massa em quilograma (kg)
e altura em metros (m)
        ↓
Um aluno do sexo masculino
apresenta altura de 1,85 m
e massa de 130 kg
        ↓
IMC = 130/1,85²
IMC = 130/3,42
IMC = 38,01
        ↓
Esse resultado aponta que
o aluno está obeso.
```

Devemos destacar que um indicador, como é o IMC, aponta um valor de referência; porém, em muitos casos, outros dados podem ser necessários. Por isso, é preciso estar atento para utilizar todas as informações disponíveis e entender a relação entre elas. Um dado isolado pode não ser suficiente para a obtenção de um resultado confiável.

1.3 Epidemiologia das doenças crônico-degenerativas

O estudo da epidemiologia permite uma melhor compreensão sobre o comportamento de um grupo de indivíduos. Para isso, é importante conhecer o número de pessoas comprometidas em determinado grupo para que possam ser discutidas e elaboradas estratégias de prevenção ou de tratamento.

O Quadro 1.2, a seguir, apresenta três momentos importantes da história da epidemiologia no mundo. O *miasma*, que significa "emanação morbífica, proveniente de substâncias orgânicas em decomposição" (Ferreira, 2010), foi a principal teoria da epidemiologia do século XIX. Nesse período, foram implantados serviços de drenagem, esgoto e tratamento das águas, que se mostraram eficazes na prevenção das doenças da época.

Já no final do século XIX e no início do século XX, os bioagentes[2] foram reconhecidos como causadores de doenças infecciosas. Desenvolveram-se, nessa época, recursos de imunização, e estratégias de isolamento dos indivíduos contaminados.

Em meados do século XIX, com a aceleração do processo de urbanização, que levou ao surgimento das DCNTs, numa dinâmica que veio a ser chamada de *paradadigma da caixa-preta*, a mortalidade causada por essas doenças havia ultrapassado a causada por doenças infecciosas. Isso não ocorreu em virtude do envelhecimento da população, mas por causa do comportamento tanto individual quanto coletivo. (Susser; Susser, 1996).

---

[2] Seres vivos que podem causar doenças infecciosas, como os vírus e as bactérias.

Quadro 1.2 Três períodos da história da epidemiologia

Período	Paradigma	Abordagem analítica	Abordagem preventiva
Identificação da falta de condições sanitárias mínimas. Primeira metade do século XIX.	Surgimento do termo *miasma*, que significa a contaminação de ambientes tendo como veículos o solo, o ar e a água.	Correlação de taxas de morbidade e mortalidade em diferentes grupos.	Ações voltadas para a melhoria das condições sanitárias, como drenagem, esgoto, tratamento das águas.
Reconhecimento dos bioagentes como causadores das doenças infecciosas. Final do século XIX, primeira metade do século XX.	Estudo dos bioagentes e correlação com as doenças.	Estudos em laboratórios, permitindo o reconhecimento e a especificidade dos bioagentes.	Desenvolvimento de recursos de imunização – vacinas, isolamento da pessoa contaminada em espaços específicos e produção de antibióticos.
Urbanização, levando ao aparecimento das doenças crônicas. Segunda metade do século XX.	"Caixa-preta": patogênese vinculada ao comportamento.	Reconhecimento do comportamento individual ou em grupo como fator de risco às doenças crônico-degenerativas.	Políticas de incentivo à adoção de medidas preventivas: dieta e exercício.

Fonte: Susser; Susser, 1996, p. 669, tradução nossa.

Ainda hoje, as DCNTs constituem um importante desafio para a saúde pública, considerando-se que causam forte impacto no desenvolvimento social e econômico em todo o mundo. Elas são responsáveis por um grande número de óbitos prematuros. Em 2008, elas causaram 63% das 57 milhões de mortes em todo o mundo – isso equivale a aproximadamente 36 milhões de óbitos.

Cardiopatias, neoplasias, doenças pulmonares obstrutivas crônicas (Dpocs) e diabetes estão entre as moléstias de maior incidência. Estima-se que esse número vai aumentar para 55 milhões até 2030 caso não haja uma mudança tanto nas políticas públicas quanto nas ações individuais (WHO, 2013).

A Organização Mundial de Saúde (OMS), por meio do documento *Global Action Plan for the Prevention and Control of Noncommunicable Diseases 2013-2020* (WHO, 2013), desenvolveu um projeto de plano de ação global para ações de prevenção e controle de DCNTs. Dessa forma, os governos têm como uma de suas principais responsabilidades assegurar serviços adequados para a prevenção e o controle dos fatores de risco e das DCNTs (WHO, 2013). Cabe ressaltar que programas de incentivo devem ter uma abordagem que não só avalie aspectos alimentares e da atividade física, mas que também contemple ações sociais, sanitárias, de segurança, enfim, que retratem o indivíduo como pertencente a um meio e influenciado por ele.

Embora as complicações advindas de DCNTs ocorram principalmente na idade adulta, hoje, entende-se que, em grande parte dos casos, a exposição a fatores de risco começa a acontecer já no início da vida. Além dos custos humano e financeiro, os agravos, muitas vezes, estão ligados a fatores de risco que poderiam ter sido evitados, como tabagismo, dieta inadequada, sedentarismo e etilismo (WHO, 2013). Assim, são necessárias tanto as ações dos gestores públicos e privados quanto da população em geral.

O aumento do número de casos de doenças cardiovasculares, diabetes, distúrbios musculoesqueléticos, especialmente osteoartrite (doença degenerativa altamente incapacitante das articulações), e alguns tipos de câncer (incluindo órgãos como endométrio, mama, ovário, próstata, fígado, vesícula biliar, rim e cólon) são exemplos de DCNTs que vêm aumentando em virtude do risco causado pelo estilo de vida, sobretudo o comportamento sedentário junto com a alimentação pouco saudável.

Por isso, a OMS estabelece alguns objetivos para "Reduzir os fatores de risco de morbidade, mortalidade e incapacidade em virtude das DCNTs, por meio da colaboração de diferentes setores em nível regional, nacional e internacional" (WHO, 2013, p. 4, tradução nossa), para que todos os povos possam atingir bons índices de saúde em todas as idades e que essas doenças não sejam uma barreira ao bem-estar ou ao desenvolvimento socioeconômico.

O Quadro 1.3, a seguir, aponta os objetivos do plano de ação global da OMS para a prevenção e o controle de DCNTs.

Quadro 1.3 Objetivos do plano de ação global para a prevenção e o controle de DCNTs (2013-2020)

Reduzir em 25% o risco de mortalidade prematura em virtude de doenças cardiovasculares e respiratórias, de câncer ou diabetes.
Reduzir em 10% o uso prejudicial de álcool, conforme apropriado, nos contextos nacionais.
Reduzir em 10% a prevalência de sedentarismo.
Reduzir em 30% a ingestão média da população de sal/sódio.
Reduzir em 30% a prevalência do tabagismo atual em pessoas com mais de 15 anos de idade.
Reduzir em 25% a prevalência hipertensão arterial de acordo com as circunstâncias nacionais.
Reduzir o número de casos de diabetes e obesidade.
Fazer com que pelo menos 50% das pessoas elegíveis recebam terapia medicamentosa e orientações para a prevenção de problemas cardíacos.
Propiciar a disponibilidade de 80% das tecnologias básicas acessíveis e dos medicamentos essenciais, incluindo genéricos, para tratar grandes doenças não transmissíveis em instalações públicas e privadas.

Fonte: WHO, 2013, p. 5, tradução nossa.

Vale ressaltar que os itens abordados nesse quadro estão direta ou indiretamente relacionados ao estilo de vida e a programas de informação e prevenção de doenças.

1.4 Treinamentos aeróbio e anaeróbio e alterações funcionais para a população especial

Cada vez mais, os estudiosos vêm recomendando a prática de atividades aeróbias e de exercícios resistidos em programas de exercícios para grupos especiais. Ambos podem ter intensidade fraca, média ou forte, e cabe ao profissional avaliar as necessidades de cada aluno conforme dados obtidos da avaliação funcional e de exames de outros profissionais, quando possível. Em grupos especiais, a frequência cardíaca máxima deve ser aferida pelo teste de esforço realizado por um médico especializado. Vale lembrar que o que determina se uma atividade é aeróbia ou anaeróbia é sua intensidade e seu tempo da prática.

A Figura 1.8, a seguir, apresenta um esquema das fontes utilizadas para a produção de energia pelo organismo. A fim de obter energia para o metabolismo normal e para a atividade física, nosso corpo desenvolveu dois estados metabólicos diferentes: o **absortivo** e o **pós-absortivo**. No estado primeiro, logo após a refeição, os nutrientes são absorvidos pelas microvilosidades das células.

Figura 1.8 Esquema das fontes utilizadas para a produção de energia pelo organismo

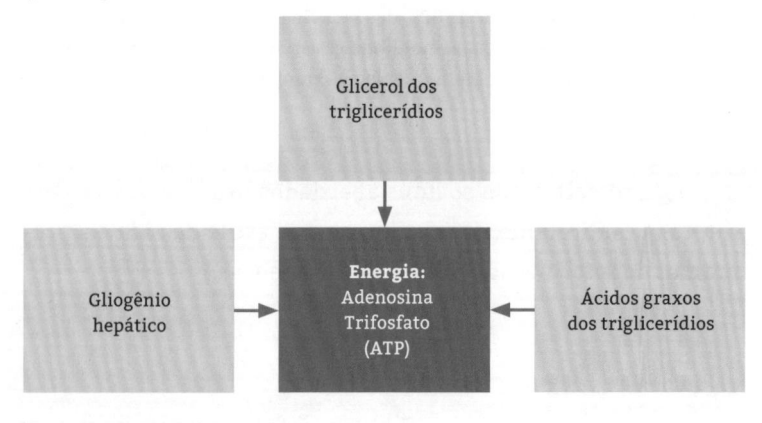

Glicerol dos triglicerídios → **Energia: Adenosina Trifosfato (ATP)** ← Ácidos graxos dos triglicerídios

Gliogênio hepático →

Em uma célula normal, representada na Figura 1.9, a região da membrana plasmática responsável pela absorção é pequena.

Figura 1.9 Exemplo de célula sem microvilosidade

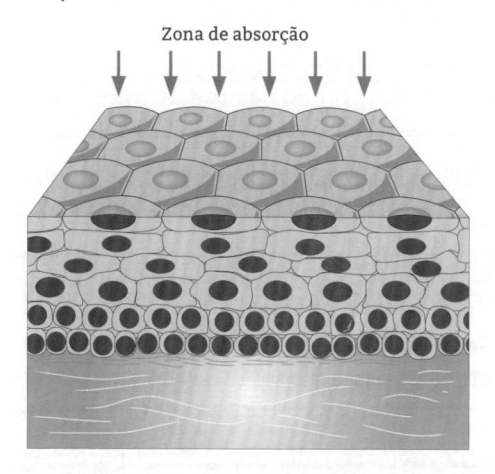

Já em uma célula adaptada para a absorção, ilustrada na Figura 1.10, as microvilosidades aumentam a zona de absorção da parede do intestino delgado e são levadas para a circulação sanguínea e linfática.

Figura 1.10 Exemplo de célula com microvilosidade

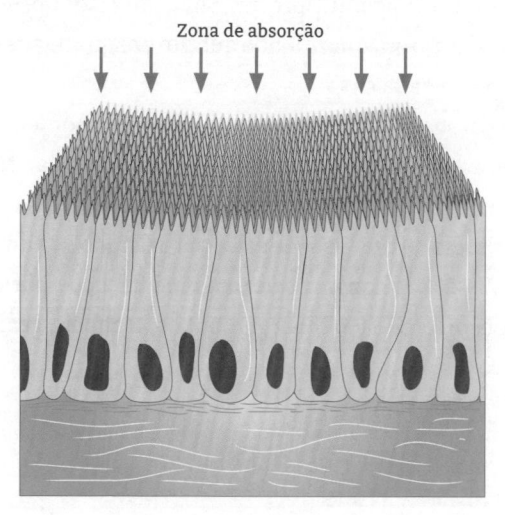

A absorção dura em torno de quatro horas. Nesse período, uma parte da glicose é convertida em energia e outra, transformada em glicogênio e lipídios, que serão armazenados no tecido adiposo. Os aminoácidos absorvidos são responsáveis por sintetizar proteínas e podem também ser convertidos em energia. Além disso, podem entrar no fígado e se transformar em lipídios ou carboidratos (Guyton, 1998).

No estado pós-absortivo, os níveis de glicose no sangue podem ser mantidos pela transformação do glicogênio hepático. O glicogênio, que fica armazenado nos músculos esqueléticos, é utilizado como fonte de energia, principalmente em exercícios vigorosos. Ao longo das atividades, o glicogênio estocado se esgota e os lipídios passam a ser utilizados como fonte de energia (dependendo da intensidade e do tempo da prática). Os triglicerídios, que ficam armazenados no tecido adiposo, são convertidos em glicose por meio glicerol de sua molécula, e os ácidos graxos transformam-se em acetilcoenzima A (acetil-CoA) (Guyton, 1998).

Levando em conta essa dinâmica, a escolha do tipo de exercício deve ser feita com base na análise da anamnese, dos parâmetros relacionados à saúde do aluno e dos exames realizados, tudo feito por uma equipe multiprofissional. Por isso, a prescrição de exercícios – tanto em quantidade quanto em qualidade – deve ser feita conforme cada caso.

Para pessoas em condições especiais, a recomendação é de treinamento aeróbio com intensidade moderada, que corresponde ao intervalo de 60% a 80% da frequência cardíaca máxima – obtida por meio de um teste de esforço realizado por um médico –, ou de 50% a 70% do consumo de oxigênio de pico – obtido em um teste ergoespirométrico ou ergométrico, também realizado por um médico.

Exemplo 1

Colegas de trabalho resolveram participar de um programa de atividade física na empresa em que trabalham. Alguns deles praticam exercícios regularmente (5 vezes por semana, por 1 hora diária) e, por esse motivo, apresentam bom condicionamento físico, compatível com a faixa etária dos integrantes do grupo, de 40 anos. Um deles, porém, em especial, apresenta um comportamento sedentário e é considerado obeso para sua idade.

Várias atividades foram propostas para os funcionários, entre as quais uma corrida de bicicleta de 15 km. Os amigos que mantinham um bom condicionamento físico chegaram ao final da corrida ofegantes, porém rapidamente suas respirações voltaram ao normal. No entanto, o funcionário sedentário apresentou dificuldade para respirar e teve vertigens, não conseguindo terminar a prova. Ele foi orientado pelos profissionais de saúde presentes no evento a procurar um médico.

Assustado com o resultado, o indivíduo fez uma bateria de exames, entre eles, a ergoespirometria, em que obteve o resultado de 150 batimentos por minuto (bpm). Então, com base em uma dado importante para definir a intensidade adequada para o caso do indivíduo em questão, os profissionais o aconselharam a iniciar um programa de exercícios físicos para melhorar seu condicionamento e sair do quadro de obesidade. Considerando que os exercícios físicos devem ficar entre 60% a 80% do valor obtido no teste ergoespirométrico, o treinamento deve acontecer de tal forma que o indivíduo mantenha entre 99 e 120 bpm. Esse parâmetro deve ser seguido até que ele faça um novo exame.

Pode-se concluir que, no grupo que apresentava maior condicionamento físico, as fibras musculares dos indivíduos continham mais mitocôndrias e a produção de ATP foi feita pela via aeróbia. Já o indivíduo sedentário apresentava menos mitocôndrias nas fibras musculares, utilizando a via anaeróbia para produção de ATP – nesse caso, duas moléculas de ATP por molécula de glicose e ácido láctico metabolizado (Vanputte; Regan; Russo, 2016).

É importante, neste ponto do texto, relembrar as três vias de ressíntese de ATP:

- **Via aeróbia** – Utiliza o oxigênio como fonte para a produção de ATP.
- **Via anaeróbia lática** – Ocorre por via glicolítica com liberação de ácido lático.
- **Via anaeróbia alática** – Realiza hidrólise de creatina-fosfato.

É importante ressaltar que, para elaborar os treinos para as pessoas dos grupos especiais, é preciso ficar atento para o seguinte fator: se alguém perguntar se a caminhada é um exercício aeróbio, a resposta correta é "depende de como ela for realizada", considerando a intensidade e a duração. Isso vale para qualquer tipo de exercício. No caso de pessoas com um quadro mais complexo e que exigem mais atenção, os cuidados para atingir os benefícios esperados deverão ser redobrados.

1.5 Prescrição do exercício físico para a população especial

A diminuição da prática de atividade física em pessoas que pertencem a grupos especiais tende a causar a redução da aptidão física desses indivíduos, o que pode aumentar diversos fatores de risco. Assim, um programa de exercícios bem planejado é uma boa estratégia para a prevenção de agravos, bem como para o melhoramento dos componentes da aptidão física.

Na Figura 1.11, a seguir, podemos observar que, antes de indicar um programa de exercícios, é necessário estudar o porquê de cada escolha. Isso só será possível se os dados do aluno forem conhecidos. Lembramos que, neste livro, estamos discutindo exercícios para grupos especiais, porém o conhecimento de cada caso em detalhes vale para qualquer grupo de alunos. A diferença é que, em grupos especiais, haverá mais fatores a serem considerados.

Antes de iniciar qualquer atividade ou exercício físico, o indivíduo precisa solicitar a liberação médica e o resultado do teste de esforço; por outro lado, o profissional de educação física precisa estudar, na medida do possível, todos os exames que o aluno tenha. A intensidade do treinamento deve ser prescrita com base na FC, e esta deve ser calculada mediante o resultado do teste de esforço. Toda a avaliação deve ser feita de forma cautelosa e criteriosa, visto que são tratados indicadores importantes para a segurança e a integridade do aluno. Todos os testes devem ser realizados levando em conta o ambiente e os dados controlados, respeitando as características do indivíduo do grupo especial.

Figura 1.11 Passos para se elaborar um programa de exercícios para grupos especiais

Análise do diagnóstico: cada pessoa é única. Por isso, é importante estudar todos os detalhes.	Respeito à equipe interdisciplinar – utilização e análise dos dados coletados por todos os profissionais envolvidos.	Elaboração cautelosa do programa de exercícios conforme o quadro clínico e o interesse do indivíduo.

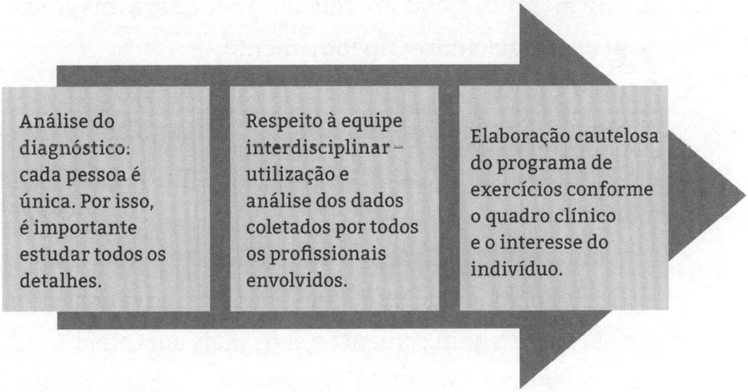

1.5.1 Conceitos básicos de anatomia e biomecânica

O interesse pelo estudo do movimento humano é antigo. Apresentamos, a seguir, alguns dos maiores estudiosos sobre o tema em diferentes momentos na história (Rasch; Burke, 1991):

- **Aristóteles** (384 a.C.-322 a.C.) – É considerado o **pai da cinesiologia**.
- **Arquimedes de Siracusa** (287 a.C.-212 a.C.) – Demonstrou seus princípios hidrostáticos sobre o mecanismo de flutuação dos corpos.
- **Cláudio Galeno** (131-202) – Foi o primeiro a defender que o movimento humano é resultante da contração de músculos agonistas e antagonistas, conceito válido até os dias de hoje.
- **Leonardo da Vinci** (1452-1519) – Surgiu depois de um período de estagnação. Com suas investigações sobre o corpo humano, retomou o estudo da relação entre movimento, centro de gravidade e equilíbrio corporal. Possivelmente, foi o primeiro a descrever de forma científica a marcha humana, demonstrando ação e integração de grupos musculares no movimento.
- **Galileu Galilei** (1564-1463) – Contribuiu para o reconhecimento do estudo do movimento humano como ciência, fazendo relação de seus conceitos com os princípios matemáticos.
- **Giovanni Alfonso Borelli** (1608-1679) – Relacionou ossos, músculos e articulações aos sistemas de alavancas num estudo sobre o qual comentaremos mais adiante.
- **Isaac Newton** (1642-1727) – Apresentou as bases da dinâmica moderna, criando suas três leis – lei da inércia, lei do movimento e lei da interação –, utilizadas até hoje.

Além dos personagens que destacamos, houve muitos outros estudiosos que contribuíram para a melhor compreensão do movimento humano, propiciando uma boa base científica para os analistas do assunto.

Agora que apresentamos um pouco da história da cinesiologia, passaremos a discutir alguns de seus conceitos básicos para facilitar a compreensão da descrição dos movimentos. Mas por que isso é importante?

Porque é importante manter um padrão científico para a descrição das posições, de tal forma que o movimento e os músculos que dele participam possam ser compreendidos. Também é importante porque, quando discutimos sobre a população especial, a necessidade de conhecer a realização do movimento é ainda maior, pois o conhecimento e a elaboração de exercícios que considerem os mínimos detalhes podem fazer uma grande diferença para as pessoas desse grupo.

A posição anatômica pode ser descrita da seguinte forma: postura ereta, face ou olhar voltado para a frente, membros superiores ao lado do corpo e palmas das mãos para a frente, com os punhos em extensão. Essa posição é utilizada como referência para definições e para descrições dos planos e dos eixos corporais, bem como dos movimentos do corpo humano – independentemente da posição, para descrever movimentos dos segmentos corporais, essa é a posição de referência. Vale ressaltar que esse conceito é muito importante dentro do assunto que estamos estudando.

Os eixos são as linhas imaginárias ao redor das quais acontecem os movimentos. São três e formam um ângulo de 90° entre si. Primeiramente, há o eixo sagital ou anteroposterior, posicionado horizontalmente. Ao redor desse eixo, ocorrem os movimentos de abdução e de adução. O eixo coronal ou transversal também está posicionado horizontalmente e no sentido laterolateral. Ao redor desse eixo, são realizados os movimentos de flexão e de extensão. No sentido craniocaudal, existe o eixo longitunal, também chamado *vertical*. Ocorrem ao redor desse eixo os movimentos de rotação medial e lateral e de adução horizontal e de abdução horizontal do ombro (Kendall, 2007).

Existem três planos básicos de referência, também imaginários, que formam, igualmente, ângulos retos entre si. O plano sagital ou anteroposterior é posicionado verticalmente. Quando divide o corpo em dois (em partes quase iguais, considerando-se que podem existir algumas pequenas diferenças entre os lados, que são o direito e o esquerdo), é chamado de *sagital mediano* ou *médio-sagital*. O plano coronal, frontal ou lateral é posicionado verticalmente no sentido laterolateral e divide o corpo nas porções anterior e posterior. O plano transversal, transverso ou horizontal divide o corpo nas porções superior (craniana) e inferior (podal) (Kendall, 2007).

Podemos observar, na Figura 1.12, a descrição dos movimentos e os respectivos planos e eixos. É importante conhecer bem esses conceitos e identificar os músculos que participam de cada movimento.

Figura 1.12 Descrição dos movimentos, planos e eixos

Flexão	Extensão	
É o movimento realizado no sentido anterior para a cabeça, o pescoço, o tronco, os membros superiores e os quadris; e é o movimento posterior dos joelhos, dos tornozelos e dos pés.	É o movimento no sentido posterior para a cabeça, o pescoço, o tronco, os membros superiores e os quadris; e é o movimento anterior dos joelhos, dos tornozelos e dos pés.	A flexão e a extensão ocorrem "deslizando" em um plano sagital, em torno de um eixo coronal.

Abdução	Adução	
É o afastamento do segmento corporal do plano médio-sagital.	É a aproximação em direção (retorno) ao plano médio-sagital do corpo.	A abdução e a adução ocorrem "deslizando" em um plano coronal, em torno de um eixo sagital.

Abdução horizontal	Adução horizontal	Rotação
Parte de uma posição inicial com flexão de ombro a 90°. É o movimento em torno do eixo longitudinal, "deslizando" no plano transverso no sentido posterior.	Parte de uma posição inicial com abdução de ombro a 90°. É o movimento em torno do eixo longitudinal, "deslizando" no plano transverso no sentido anterior.	É o movimento em torno do eixo longitudinal, "deslizando" no plano transverso. Em direção ao plano médio-sagital do corpo, é a rotação medial (interna); a que ocorre para longe do plano sagital médio é a rotação lateral (externa).

Flexão lateral	Inclinação	Circundução
É o termo utilizado para descrever movimentos da cabeça, do pescoço e do tronco que ocorrem em torno do eixo sagital, "deslizando" no plano coronal.	É o termo usado para descrever certos movimentos de cabeça, escápula e pelve. A cabeça e a pelve podem inclinar-se no sentido anterior ou posterior sobre um eixo coronal ou inclinar-se lateralmente, movendo-se em torno de um eixo sagital.	É a combinação sucessiva de movimentos de flexão, abdução, extensão e adução, e no qual a parte que está sendo movida descreve um cone. Pode acontecer tanto no sentido horário quanto no anti-horário.

Fonte: Elaborado com base em Kendall, 2007.

Dessa forma, seguimos um passo a passo para analisar o movimento humano: posição anatômica, planos, eixos e descrição de movimentos. Ressaltamos a importância desses conceitos para a compreensão das compensações, quando existirem, no caso dos alunos dos grupos especiais – na verdade, alunos de todos os grupos e idades.

Outro tema importante no estudo do movimento humano é o fato de que o corpo é formado por alavancas. Dessa forma, para o profissional, saber como analisar um movimento e sua alavanca pode contribuir para diminuir a sobrecarga nos segmentos corporais.

Primeiramente, é preciso observar os componentes envolvidos em uma alavanca no corpo humano:

- **Barras fixas** – Segmentos do corpo entre duas articulações ou entre uma série de articulações. Fazem diferença no cálculo e na interpretação da resultante.
- **Eixo** (ou **fulcro**) – Articulações. O movimento acontece em torno do eixo.
- **Força potente** (F) – Músculos.
- **Força resistente** (R) – Resultado da equação massa do segmento mais (+) carga (se for o caso).

Nosso corpo apresenta **três** tipos de alavanca – conforme mostra a Figura 1.13:

1. As de primeira classe, também chamadas *interfixas*, nas quais o eixo (ou fulcro) fica entre a força (F) e a resistência (R): **F – eixo** (ou fulcro) – **R**. Um exemplo dessa alavanca é a ação dos extensores do pescoço (F) para sustentar a cabeça, que tende a cair para a frente (R). Nesse caso, o fulcro (eixo) é a articulação atlanto-occipital.

2. As de **segunda classe**, ou chamadas *inter-resistentes*, nas quais a resistência fica entre a força (F) e o eixo (ou fulcro): **F – R – eixo** (ou fulcro). São exemplos os músculos planti-flexores (F) sustentando a carga corporal (R) apoiada no antepé (eixo) (com o indivíduo apoiado no antepé).
3. As de **terceira classe**, ou denominadas *interpotentes*, nas quais a força (F) está entre a resistência (R) e o eixo (ou fulcro): **R – F – eixo**. Na Figura 1.13, é possível observar esse tipo de alavanca durante a flexão do cotovelo. A maioria dos sistemas do corpo humano é composta por alavancas de terceira classe.

Apesar de a interpotente ser o tipo de alavanca mais comum no corpo humano, ela não é a que apresenta melhor vantagem mecânica. Porém, possibilita mais velocidade nos movimentos (basta lembrarmos dos conceitos de torque e vantagem mecânica). Então, qual das alavancas oferece maior vantagem mecânica? A **inter-resistente**.

Na Figura 1.13, a seguir, podemos observar o princípio da **vantagem mecânica**: é muito mais fácil carregar material pesado em um carrinho de mão do que sem ele. O que determina a maior ou a menor vantagem mecânica de cada alavanca é a posição de seus componentes e a distância entre eles. Isso faz toda a diferença para alunos que precisam avançar gradativamente nos exercícios.

Figura 1.13 Três tipos de alavanca que encontramos no corpo humano

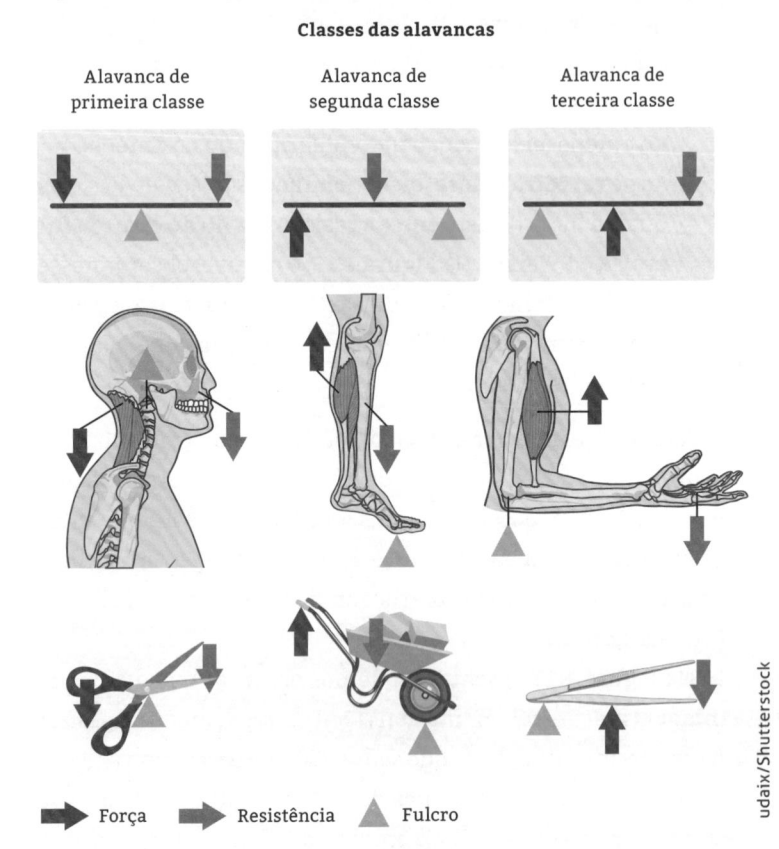

Classes das alavancas

Alavanca de primeira classe   Alavanca de segunda classe   Alavanca de terceira classe

➡ Força   ➡ Resistência   ▲ Fulcro

udaix/Shutterstock

A postura adequada é um dos hábitos saudáveis que contribuem para o bem-estar do ser humano. São as funções e a estrutura do corpo que dão condições para que o indivíduo obtenha um porte adequado. O mau hábito em relação à postura, bastante comum, ou, ainda, o uso incorreto das estruturas corporais podem pode levar a uma postura errada.

As alterações posturais podem, ao longo do tempo, dar origem a desconfortos, dores e incapacidades, que resultam em recursos humanos comprometidos, quando não levam a patologias. Para evitar tais situações, é necessário que sejam viabilizadas ações compensatórias para alcançar a função ideal nas atividades diárias, sejam ou não laborais.

A melhora funcional depende do conhecimento das condições ambientais e das medidas educacionais preventivas ou corretivas. Para isso, é necessário que sejam aliados os conhecimentos acerca da cinesiologia e da biomecânica, sobretudo quando esta última for submetida a riscos ergonômicos, tensões, cadência de trabalho e nível de estresse. Ao conceito da boa mecânica corporal estão relacionadas as condições de alinhamento e de equilíbrio muscular, garantindo uma amplitude articular adequada ou não excessiva. Assim, quanto mais estável for uma articulação, maior equilíbrio haverá entre as forças dos músculos agonistas e antagonistas.

III Síntese

Ao longo deste capítulo, abordamos diversos aspectos voltados para o exercício e a saúde. Inicialmente, percebemos que o desenvolvimento humano trouxe muito conforto à civilização, mas também novos problemas, como o estilo de vida sedentário.

Nesse contexto, as informações estão cada vez mais acessíveis, e grande parte das pessoas tem uma mínima noção do que é mais ou menos saudável. Mesmo assim, são necessárias ações para combater os fatores de risco que estão fazendo adoecer cada vez mais pessoas em todo o mundo. Dessa forma, o conforto passa a ser problema quando faz com que os indivíduos estejam, na maior parte do tempo, em frente a um computador ou a um aparelho celular.

Vimos também que crianças estão trocando as atividades ao ar livre por jogos tecnológicos, que são, sem dúvida, muito interessantes, desde que utilizados de forma equilibrada. O emprego de novas tecnologias pode e deve ser incentivado, porém, da mesma forma, as crianças devem ser encorajadas a realizar outras atividades, que lhes ofereçam quantidade e qualidade de movimentos suficientes para uma vida saudável.

Mais adiante, comentamos sobre alguns programas de incentivo à mudança de estilo de vida que aconteceram ou ainda acontecem no Brasil e em outros países e o quanto é importante que eles ofereçam atividades para todas as idades – lembrando que muitos dos problemas do sedentarismo (sobrepeso, obesidade, alterações posturais) iniciam-se ainda na infância. Por isso, quanto maior for a abrangência desses programas, inclusive com atividades para as famílias, maior será a chance de sucesso.

Na sequência, expusemos as diferenças entre *atividade física*, *exercício físico* e *aptidão física*, cujo entendimento é essencial para que cada um seja trabalhado da melhor forma possível. Dessa forma, observamos que, enquanto o baixo nível de aptidão física é apontado como fator de risco para o desenvolvimento de DCNTs, boas condições estão relacionadas a uma redução na incidência de sobrepeso e de obesidade, além de contribuírem para a melhora da disposição e da saúde mental.

Discutimos, ainda, sobre resistência muscular e força, aptidão cardiorrespiratória, flexibilidade e composição corporal, conceitos-chave para a compreensão do assunto que estamos abordando. Apresentamos, também, um breve histórico dos três períodos do estudo da epidemiologia das doenças crônico-degenerativas, destacando, entre eles, o mais recente, que apresenta as DCNTs como fator de preocupação do ponto de vista da saúde pública.

Ressaltamos os conceitos de treinamento aeróbio e anaeróbio e as alterações funcionais adequadas para a população especial. Lembramos que, para determinar se o exercício é aeróbio ou anaeróbio, devemos avaliar sua intensidade e sua duração. Portanto, tratando-se de indivíduos pertencentes a grupos especiais, é importante manter o controle das atividades de acordo com a avaliação de cada indivíduo. Finalizamos o conteúdo com sugestões sobre a prescrição de exercícios físicos para a população especial, mostrando que, pela complexidade e pela peculiaridade de cada caso, mais do que receber receitas prontas, o profissional precisa compreender os conceitos para poder aplicá-los da melhor forma possível.

■ Atividades de autoavaliação

1. A amplitude de movimento articular depende da integridade da articulação e do músculo. Por isso, é muito importante que, ao longo da vida, o indivíduo mantenha atividades para melhorar a amplitude articular, juntamente com a força, para impedir problemas posturais que exijam compensações futuras. Nesse sentido, é correto afirmar que:

   a) A flexibilidade, como aptidão física, está diretamente relacionada à saúde. Porém, se, na maior parte do tempo, a pessoa permanecer sentada e não fizer movimentos compensatórios, a tendência é que sua flexibilidade piore com o avançar da idade.

   b) A flexibilidade não está relacionada à aptidão física e, portanto, não tem relação com a saúde.

   c) A flexibilidade, como aptidão física, está diretamente relacionada à saúde. Porém, se, na maior parte do tempo, a pessoa permanecer sentada e não fizer movimentos compensatórios, a tendência é que aconteça uma melhora da flexibilidade com o avançar da idade.

   d) A flexibilidade, como aptidão física, está diretamente relacionada à saúde, mas não precisa ser trabalhada, pois se mantém em bons níveis ao longo da vida, independentemente da realização ou não de atividade física.

2. Há mais de 50 anos, foi iniciado um movimento mundial para o incentivo à mudança de vida. Ainda assim, com todas as informações que a tecnologia é capaz de transmitir, as pessoas estão se movimentando menos e comendo mais (e pior). No Brasil,

na década de 1980, algumas cidades adotaram programas de incentivo à mudança de vida. Alguns ainda existem, e novos estão surgindo. Sobres os programas municipais, é correto afirmar que:

a) Devem contemplar ações de incentivo à prática de exercício físico sem se preocupar em reestruturar espaços públicos, para que a população possa receber algum tipo de orientação.

b) Não fazem diferença, pois a população costuma realizar muitos exercícios físicos, independentemente de campanhas educativas.

c) Esses programas só orientam sobre a alimentação e não se preocupam em ensinar sobre atividade física.

d) A construção de parques, praças, ciclovias e academias ao ar livre é um exemplo de projeto que algumas cidades desenvolvem para incentivar os cidadãos a realizar alguma atividade física.

3. Assinale a alternativa que corresponde ao conceito de *atividade física*:

a) *Atividade física* é a capacidade de realizar as atividades do dia a dia com disposição, o que é favorável para a prevenção de doenças crônico-degenerativas. A resistência cardiorrespiratória, a aptidão musculoesquelética e a composição corporal são exemplos de atividades físicas.

b) *Atividade física* é definida como qualquer movimento corporal, produzido pelos músculos esqueléticos, que resulta em gasto energético maior do que os níveis de repouso. São exemplos de atividades físicas: caminhar, andar de bicicleta, trabalhar ou realizar tarefas domésticas, como limpar o chão.

c) *Atividade física* é toda ação planejada, estruturada e repetitiva que tem por objetivo a melhoria e a manutenção de um ou de mais componentes da aptidão física.

d) *Atividade física* é sinônimo de *exercício físico*.

4. A escolha do tipo de exercício deve ser feita com base na análise da anamnese, dos parâmetros relacionados à saúde do aluno e de seus exames, tudo feito por uma equipe interdisciplinar. A indicação de exercícios deve ser feita conforme cada caso, observando sua quantidade e sua qualidade. Assinale a alternativa que apresenta o conceito correto em relação à atividade aeróbia:

   a) A caminhada é sempre uma atividade aeróbia, pois ocorre grande gasto de energia.
   b) A natação é sempre uma atividade aeróbia.
   c) Para determinar se a atividade é aeróbia ou anaeróbia, devem-se considerar sua intensidade e sua duração.
   d) Para determinar se a atividade é aeróbia ou anaeróbia, devem-se considerar sua flexibilidade e sua força.

5. Em meados do século XIX, a mortalidade por DCNTs havia ultrapassado a mortalidade por doenças infecciosas. Esse fato não estava relacionado ao envelhecimento da população, mas ao comportamento individual e coletivo. Com base nessas informações, assinale a alternativa correta:

   a) Apenas os idosos têm doenças crônicas, enquanto as crianças costumam ser saudáveis, por isso, não existe recomendação para a criança que passa o dia todo apenas em frente a um computador.
   b) As doenças crônicas acontecem porque a população está cada vez mais ativa e se alimentando melhor.

c) As doenças crônicas são um problema recente, que será facilmente solucionado.

d) As doenças crônicas podem começar desde a infância e vêm crescendo em número, principalmente por causa do comportamento sedentário dos indivíduos associado a uma alimentação pouco saudável.

Atividades de aprendizagem

Questões para reflexão

1. A prescrição de exercícios, em relação tanto à quantidade quanto à qualidade, deve ser feita conforme cada caso. É importante compreender se o exercício será aeróbio ou anaeróbio, dependendo de sua intensidade e de sua duração. Portanto, tratando-se de indivíduos de um grupo especial, é preciso manter o controle da atividade realizada com base na avaliação dos alunos – teste de esforço, ergoespirometria, entre outros.

Para determinado grupo, foi feita a recomendação de treinamento aeróbio com intensidade moderada, que corresponde ao intervalo de 60% a 80% da frequência cardíaca máxima, obtida por um teste de esforço realizado por um médico, ou de 50% a 70% do consumo de oxigênio de pico, obtido em um teste ergoespirométrico, também realizado por um médico.

Quando falamos de *atividade aeróbia*, quais são as três primeiras de que você se lembra? Anote-as e reflita sobre como cada uma das três pode ser classificada como *aeróbia* ou *anaeróbia*.

Essa reflexão é importante porque, muitas vezes, há profissionais que falam sobre determinadas atividades aeróbias ou anaeróbias, quando, na verdade, o que vai determinar o tipo de cada atividade é o modo como ela está sendo trabalhada, de acordo com as condições funcionais e fisiológicas do aluno – relação entre intensidade e duração.

2. A diminuição da prática de atividade física em grupos especiais tende a promover a redução da aptidão física, o que pode aumentar diversos fatores de risco. Assim, um programa de exercícios bem planejado é uma boa estratégia para a prevenção de agravos, bem como para melhorar os componentes da aptidão física. Trabalhar com pessoas pertencentes a um grupo especial exige uma série de conhecimentos e cuidados, como testes funcionais bem feitos e atenção aos detalhes.

Dessa forma, reflita sobre quem são as pessoas que pertencem a grupos especiais. Você percebe os profissionais de educação física fazendo as devidas observações de seus alunos e acompanhando e controlando os fatores de risco? Quanto um profissional precisa se dedicar para poder orientar exercícios físicos que promovam a saúde?

Atividade aplicada: prática

1. Procure prestar atenção a algumas atividades do dia a dia – como subir e descer uma escada ou sentar-se e levantar-se de uma cadeira –, tentando identificar o movimento realizado, o grupo muscular que realiza cada movimento e o tipo de contração realizada. Seja curioso, investigue e busque por respostas. Faça disso um exercício diário. Acrescente outra articulação quando estiver seguro em relação à anterior. Construa seu conhecimento.

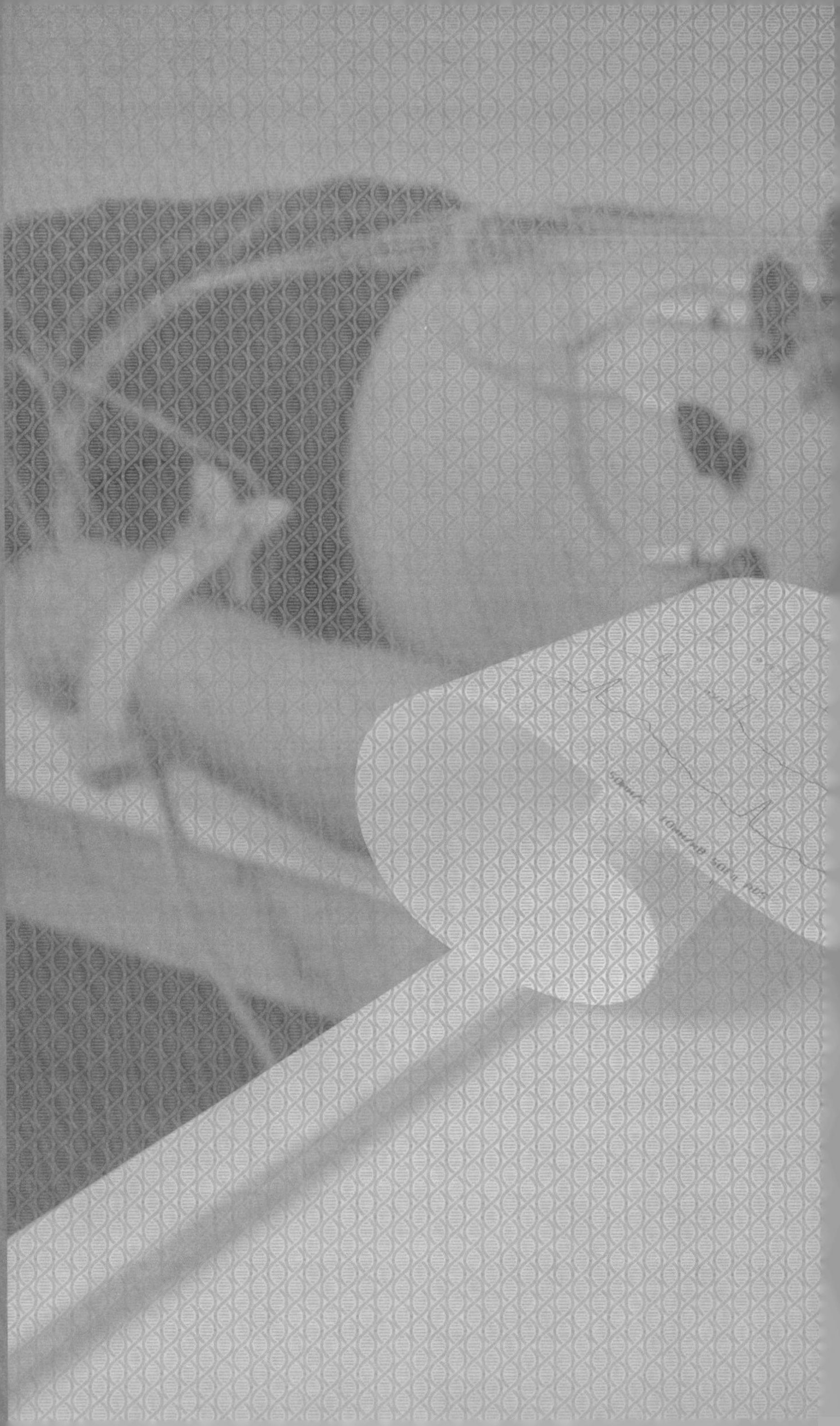

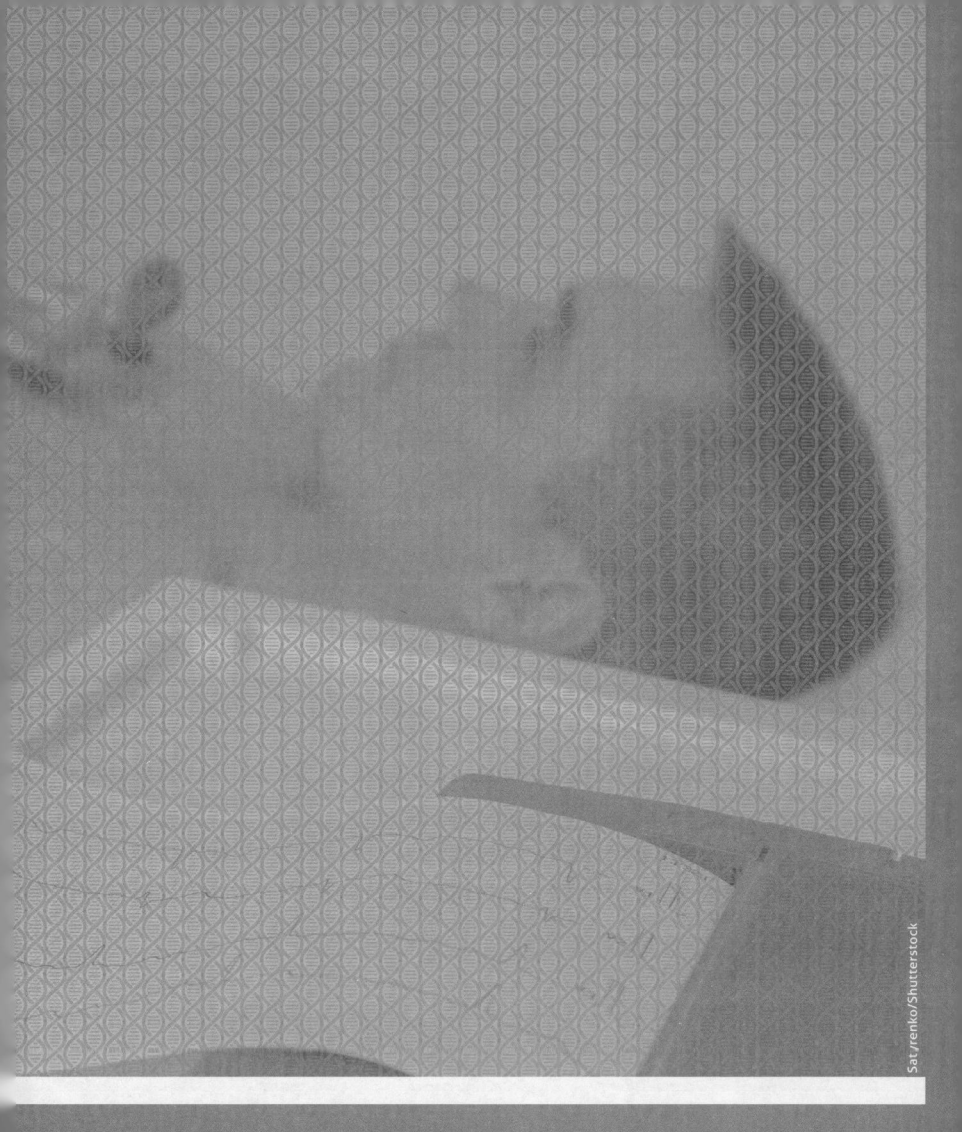

Capítulo 2

Cardiopatias e doença pulmonar obstrutiva crônica (Dpoc)

Neste capítulo, discutiremos sobre cardiopatias e doença pulmonar obstrutiva crônica (Dpoc). Nesse sentido, vamos abordar a epidemiologia e a fisiopatologia relacionadas às cardiopatias e verificar como surgem essas doenças.

Também trataremos da Dpoc e sua vinculação à escolha apropriada de exercícios, descrevendo os pontos importantes a serem considerados antes do início do planejamento das atividades.

Dessa forma, esperamos que, ao fim da leitura deste capítulo, tenhamos apresentado muitas ideias de como estimular a mudança de estilo de vida das pessoas.

2.1 Epidemiologia das cardiopatias

Segundo dados da Organização Mundial da Saúde (OMS), as doenças cardiovasculares (DCV) apresentam altas taxas de mortalidade. Em 2005, elas representaram 30% de todos os óbitos no mundo. Além disso, em torno de 80% das mortes estimadas têm como causa o tabagismo, o sedentarismo ou a má qualidade na alimentação (Martelli, 2014). Apesar de a taxa de mortalidade por DCV verificada no Brasil no período entre 2000 e 2011 ter caído, elas ainda figuram entre as principais causas de morte.

Segundo Vasconcellos et al. (2013, p. 79), a síndrome metabólica (SM) não é apenas uma doença, mas um conjunto de vários fatores que, reunidos, causam uma significativa alteração no metabolismo do indivíduo, "pode ser descrita como a associação de diversos fatores de riscos para doenças cardiovasculares (DCV) e DM2". Esses fatores são hipertensão, obesidade abdominal, intolerância à glicose, altos níveis de triglicerídios e baixo nível de lipoproteína de alta densidade – em inglês, *high density lipoprotein* (HDL) –, que apresenta, em sua composição, 55% de lipídios e 45% de proteínas. A função da HDL é transportar, pela corrente sanguínea, o colesterol que está localizado nos tecidos, levando-o para ser metabolizado e eliminado pelo fígado por meio da bile (Vanputte; Regan; Russo, 2016).

Na Figura 2.1, há um esquema que mostra quais fatores levam o indivíduo a desenvolver a SM.

Figura 2.1 Fatores que levam ao desenvolvimento de SM

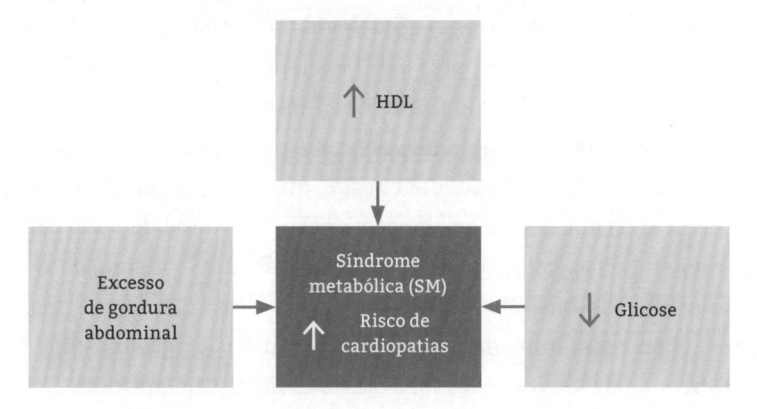

```
                    ↑ HDL
                       │
                       ▼
┌──────────┐    ┌──────────────┐    ┌─────────┐
│ Excesso  │    │   Síndrome   │    │         │
│ de gordura│──▶│ metabólica(SM)│◀──│ ↓ Glicose│
│ abdominal│    │  ↑ Risco de  │    │         │
│          │    │  cardiopatias│    │         │
└──────────┘    └──────────────┘    └─────────┘
```

Como podemos observar, são inúmeras as causas do desequilíbrio metabólico grave, que pode levar ao desenvolvimento de sequelas nos diferentes sistemas do organismo, principalmente no cardiovascular.

Com uma dieta rica em gorduras, é possível obter até 15% do colesterol corporal. Já em uma dieta com alimentos que contêm ácidos graxos saturados, há um aumento no nível de colesterol no plasma, enquanto a ingestão de ácidos graxos insaturados faz com que esse nível diminua. Se, em vez de gorduras, forem ingeridos carboidratos, os níveis de colesterol também serão reduzidos.

Na dieta rica em gorduras, os 85% de colesterol que faltam serão produzidos pelas células da mucosa intestinal e do fígado. A lipoproteína de baixa densidade – em inglês, *low density lipoprotein* (LDL) – contém 75% de lipídios e 35% de proteínas e é considerada ruim, pois, em grande quantidade, acaba se depositando nas paredes das artérias. Quando há, na corrente sanguínea, índices elevados de HDL e de LDL, o risco de cardiopatias diminui. Níveis baixos de HDL podem caracterizar obesidade. Para aumentá-los, são recomendados exercícios aeróbios, que também abaixam os índices de LDL (Vanputte; Regan; Russo, 2016).

Embora existam variações em virtude da época e da cultura, bons hábitos alimentares e estilo de vida ativo são escolhas saudáveis para a vida, como: optar pela bicicleta ou caminhada em vez de usar o carro; subir alguns lances de escada em vez de pegar o elevador; optar por atividades ao ar livre e deixar o computador de lado. Enfim, essas atividades estão diretamente relacionadas ao nível de aptidão física e à prevenção de fatores de risco cardiometabólico (relacionado ao coração e ao metabolismo) desde os primeiros anos de vida.

Com essas informações, podemos confirmar a grande importância do desenvolvimento, desde a infância, de aptidões físicas. Na Figura 2.2, na balança do lado direito, há boas práticas em relação à aptidão física em crianças, adolescentes e adultos. Na balança do lado esquerdo, estão os fatores de risco para o surgimento de uma SM. Na figura, a maneira como a balança está pendendo para a direita indica quais hábitos devem ser adotados para levar uma vida saudável.

Figura 2.2 Atividades de baixo nível de aptidão física versus bons hábitos para uma vida saudável

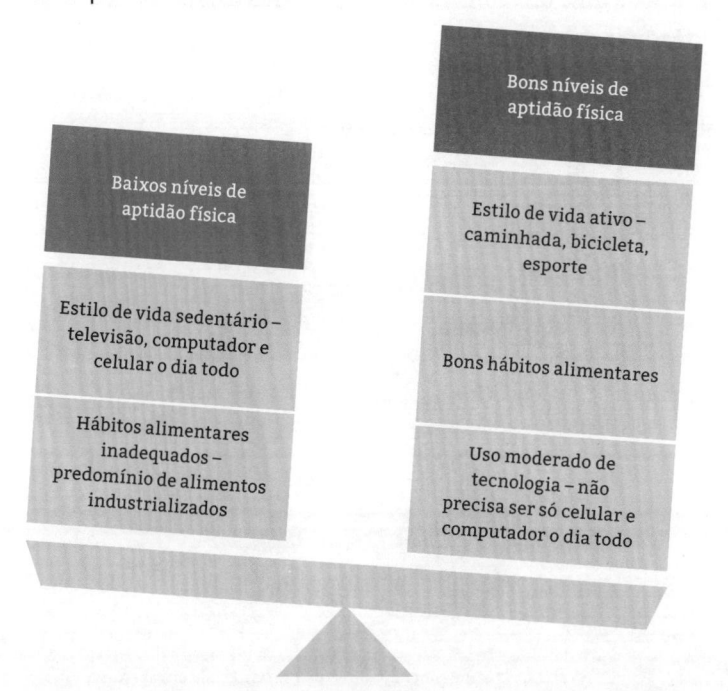

Bons níveis de aptidão física

Baixos níveis de aptidão física

Estilo de vida ativo – caminhada, bicicleta, esporte

Estilo de vida sedentário – televisão, computador e celular o dia todo

Bons hábitos alimentares

Hábitos alimentares inadequados – predomínio de alimentos industrializados

Uso moderado de tecnologia – não precisa ser só celular e computador o dia todo

Como explicamos anteriormente, o indivíduo com SM pode desenvolver sequelas significativas na estrutura do sistema cardiovascular. Essas alterações na estrutura e na função do coração podem ser a causa de cardiopatias, entre elas a insuficiência cardíaca (IC). De acordo com Okoshi et al. (2017, p. 74), "No Brasil, as principais causas de IC são a isquemia do miocárdio, hipertensão arterial sistêmica, cardiomiopatia dilatada e doença de Chagas, bem como doença valvular".

Um dos fatores mais comuns entre os já citados para o desenvolvimento da SM é a presença de placas de gordura que se instalam no interior dos vasos sanguíneos, dificultando a circulação normal do sangue e levando ao risco de processos isquêmicos, conforme as Figuras 2.3 e 2.4. Essas placas, denominadas *ateromas*, impedem a passagem normal de sangue pelos vasos, porque se instalam gradativamente na região do endotélio. Elas são resultantes de uma dieta inadequada associada à baixa aptidão física do indivíduo.

Figura 2.3 Vaso sanguíneo normal (esquerda) e vaso sanguíneo com ateroma (direita) em corte transversal

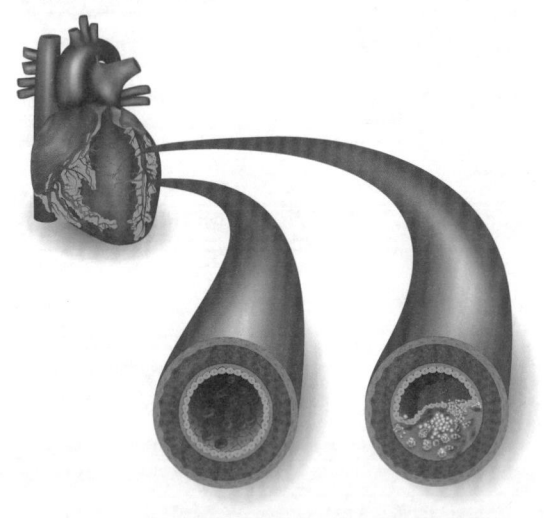

Vaso sanguíneo normal   Vaso sanguíneo com ateroma

Tefi/Shutterstock

Figura 2.4 Vaso sanguíneo em corte longitudinal indicando a diminuição de seu calibre e, por consequência, o desenvolvimento de um processo de hipertensão

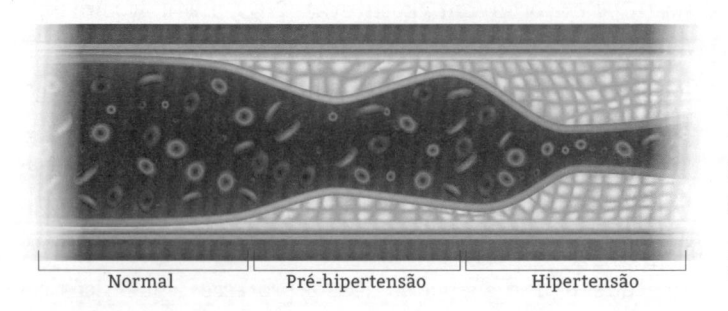

Normal   Pré-hipertensão   Hipertensão

Sakurra/Shutterstock

Após uma lesão cardíaca, é possível identificar uma remodelação do coração com modificações funcionais e estruturais nos ventrículos, que podem chegar a nível molecular. A inflamação, inicialmente no coração, pode ter repercussão sistêmica, afetando diferentes órgãos. Tendo em vista os prováveis agravos relacionados à IC, a equipe interdisciplinar deve ficar atenta à fisiopatologia, bem como elaborar tratamentos e ações focados na melhoria do estilo de vida do indivíduo em tratamento (Okoshi et al., 2017).

Uma condição que pode estar relacionada à IC é a **caquexia**, que tem como característica levar a pessoa a perder massa – em torno de, pelo menos, 5% nos 12 meses que antecedem a análise do quadro patológico. Essa situação vale para um IMC menor do que 20. Além da perda de massa em pacientes com doença crônica, é necessário haver mais três dentre os seguintes critérios clínicos e laboratoriais: sensível perda da força muscular, anorexia, fadiga, perda de massa livre de gordura e alteração significativa nos exames bioquímicos laboratoriais.

A perda de massa característica da caquexia na IC crônica não ocorre em virtude de carência nutricional, mas pela desidratação do tecido em decorrência da alteração na fisiologia do sistema renina-angiotensina-aldosterona[1] (Vanputte; Regan; Russo, 2016) e do efeito de substâncias produzidas pelo sistema adrenérgico. Essa alteração, quando acontece em longo prazo, pode prejudicar a remodelação ventricular no coração (Okoshi et al., 2017). Estudando o sistema renina-angiotensina-aldosterona, observamos que a angiotensina II apresenta uma forte influência no desenvolvimento da caquexia, que resulta na diminuição significativa da massa muscular esquelética.

---

[1] *Renina* é a enzima secretada pelo sistema urinário, na região justaglomerular, que converte o angiotencinogênio em angiotensina. *Angiotensina* é um fragmento da molécula de angiotencinogênio. *Aldosterona* é um hormônio esteroide produzido pela zona glomerular do córtex suprarrenal que facilita a troca de potássio por sódio no túbulo renal distal, causando reabsorção de sódio e secreção de potássio e hidrogênio (Vanputte; Regan; Russo, 2016).

Esses fatores resultam dos mecanismos de aumento do estresse oxidativo e do processo de degradação de algumas proteínas, da grande perda de apetite causada pela alteração de neuropeptídeos e anorexígenos produzidos pelo hipotálamo e de uma grande alteração no processo de regeneração do músculo estriado, que é de responsabilidade das células-satélites, localizadas ao redor das fibras musculares estriadas esqueléticas e que têm a capacidade de realizar divisão celular e originar novas fibras estriadas (Okoshi et al., 2017).

O uso de inibidores da enzima conversora da angiotensina (ECA) e de bloqueadores do receptor da angiotensina I pode evitar os efeitos da angiotensina II. Um desses efeitos, por exemplo, é a vasoconstrição muito forte, que eleva a pressão arterial porque aumenta a resistência periférica dos vasos sanguíneos (Okoshi et al., 2017).

Quando pacientes estáveis praticam atividades físicas regularmente, recomendados por um especialista, observa-se, conforme demonstrado na Figura 2.5, que o exercício aeróbio pode reduzir o estresse oxidativo no músculo esquelético, pois a quantidade de moléculas de ATP produzidas nessa etapa é maior em relação àquela fabricada no exercício anaeróbio. Além disso, o exercício aeróbio influencia positivamente a função ventricular e a remodelação cardíaca, aumenta a capacidade funcional e, consequentemente, repercute favoravelmente na qualidade de vida do sujeito (Okoshi et al., 2017).

Figura 2.5 Esquema indicando que a prática de exercícios resulta em diminuição do estresse oxidativo

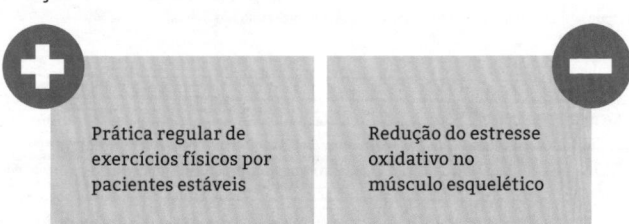

➕ Prática regular de exercícios físicos por pacientes estáveis	➖ Redução do estresse oxidativo no músculo esquelético

Após a realização do exercício aeróbio orientado, durante 30 a 60 minutos, é possível observar que o músculo vai apresentar uma diminuição na ativação do sistema ubiquitina-proteassoma, na oxidação das fibras, na liberação de miostatinas e citocinas – proteínas ou peptídios secretados por células que regulam a atividade de células vizinhas (Vanputte; Regan; Russo, 2016) – pró-inflamatórias e na atividade do sistema nervoso simpático responsável pela vasoconstrição periférica. Esse tipo de exercício atua também no restabelecimento da atividade de proteínas que são responsáveis pelo trânsito intracelular de moléculas de cálcio e impede que ocorra uma diminuição na quantidade de capilares e, por consequência, atrofia de fibras musculares esqueléticas (Okoshi et al., 2017).

A prática de exercícios assistidos, por sua vez, parece ser benéfico em casos de IC, pressupondo melhora em relação à "tolerância ao exercício e perfil hemodinâmico de pacientes com IC" (Okoshi et al., 2017, p. 78). Em outras palavras, um indivíduo que passa a praticar exercícios assistidos vai apresentar uma vasodilatação, que causa maior oxigenação e distribuição de nutrientes para as fibras musculares.

A American Heart Association criou, em 2010, o conceito de **saúde cardiovascular (SCV)**, incluindo três aspectos biológicos (PA, índice glicêmico e colesterol) e quatro fatores diretamente relacionados ao comportamento (hábito de fumar, prática de atividade física, IMC e maus hábitos alimentares).

> *Estudos em diferentes populações têm mostrado que a adesão a 6 ou 7 das métricas propostas em nível ideal está associada à redução de 51% na incidência de câncer, 80% na incidência de DCV [doença cardiovascular], 51% na mortalidade por todas as causas, 76% na mortalidade por DCV e 70% na mortalidade por doença isquêmica do coração, quando comparada com a presença de 0 e 1 métrica em nível ideal. (Velasquez-Melendez et al., 2015, p. 98)*

Ou seja, a adoção de um estilo de vida saudável pode prevenir a ocorrência de fatores de risco.

2.1.1 Efeito do mecanismo renina-angiotensina-aldosterona

O **sistema renina-angiotensina-aldosterona** tem grande influência no metabolismo do indivíduo. Como indicado na Figura 2.6, a seguir, no rim, ocorrem o aumento da reabsorção de água e a diminuição do volume da urina. A formação de renina é estimulada pela elevação da pressão arterial e reduz conforme esta diminui.

Figura 2.6 Mecanismo renina-angiotensina-aldosterona

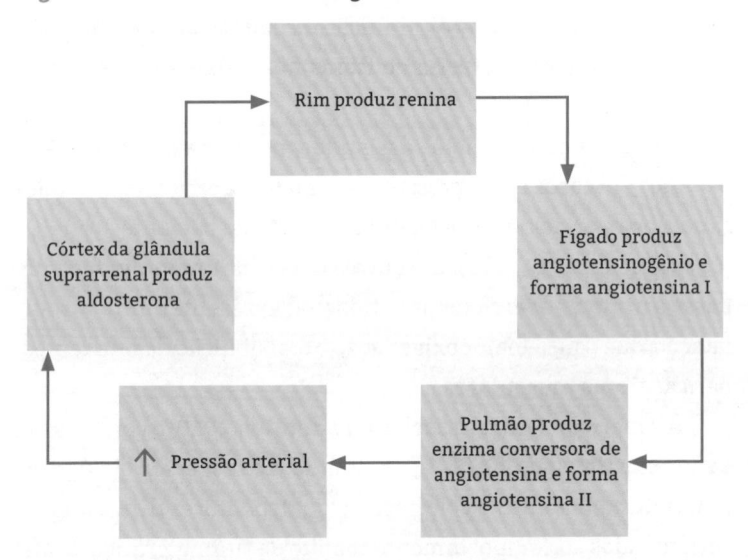

```
                    Rim produz renina
          ┌──────────►                ──────────┐
          │                                     ▼
  Córtex da glândula              Fígado produz
  suprarrenal produz              angiotensinogênio e
     aldosterona                  forma angiotensina I
          ▲                                     │
          │         Pulmão produz               │
          └── ↑ Pressão arterial ◄── enzima conversora de ◄┘
                                 angiotensina e forma
                                    angiotensina II
```

A aldosterona é produzida nas seguintes situações: aumento de íon potássio (K^+) e diminuição de íon sódio (Na^+); desidratação (diminui a pressão arterial e aumenta a concentração de K^+); e lesões teciduais.

2.2 Fisiologia das cardiopatias

A aterosclerose é a mais comum das cardiopatias. O nome advém dos termos gregos *atero*, que significa "pasta" ou "caldo", e *esclerose*, que significa "endurecimento".

No caso dessa patologia, ocorre um acúmulo de placas gordurosas, causando lesões na camada do endotélio do vaso sanguíneo, também denominada *túnica íntima*. Esses danos impedem parcial ou totalmente a passagem do sangue pelo lúmen do vaso, atingindo também a camada média, que está relacionada à túnica íntima. Dessa forma, a doença é responsável por degenerar gradativamente o vaso sanguíneo, tornando-o inativo. A consequência imediata dessa enfermidade é o desenvolvimento de um processo isquêmico. Por isso, a aterosclerose é considerada uma doença multifatorial e é responsável pelo maior índice de mortalidade nos Estados Unidos. Já nas Américas Central e do Sul, sua prevalência é maior em adultos (Martelli, 2014).

O desenvolvimento da placa aterosclerótica prejudica o processo de perfusão miocárdica. Se uma artéria está parcialmente obstruída, a quantidade de sangue que passa por ela vai diminuir, reduzindo também a oxigenação tecidual e levando a uma isquemia. Esse processo pode ser observado na Figura 2.7, a seguir, que demonstra o vaso obstruído pela placa de aterosclerose.

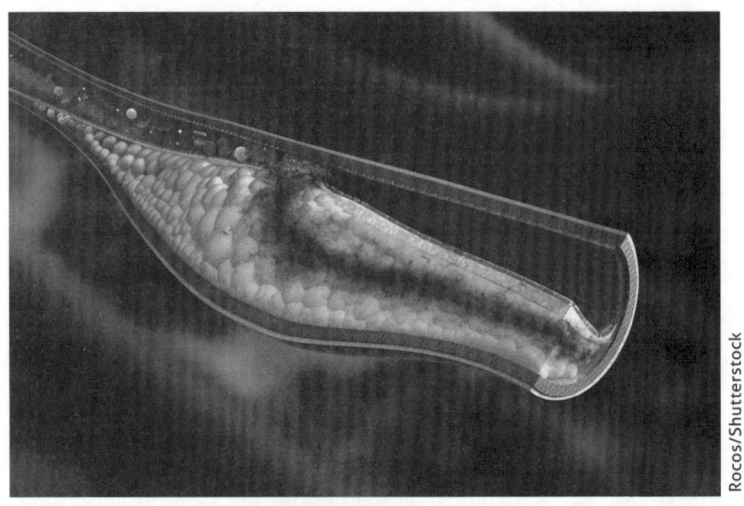

Figura 2.7 Vaso sanguíneo obstruído por placa de aterosclerose, originando isquemia no vaso

Rocos/Shutterstock

Em relação aos fatores de risco, como ocorre em outras doenças crônicas, existem os modificáveis, como tabagismo, hipocinesia, obesidade e hipertensão arterial, e os não modificáveis, como os relacionados ao gênero – em mulheres, a ausência de estrogênio durante a menopausa pode levar a problemas cardíacos –, à idade e à genética. Quando um indivíduo realiza uma atividade física seguindo um roteiro estabelecido por um profissional competente, poderá diminuir ou até eliminar o uso de medicamentos para hipertensão. Como essa doença está relacionada ao tipo de circulação do sangue, e uma vez que, com a atividade física, podem-se alterar os níveis de LDL e de HDL plasmáticos, é possível também diminuir as chances de surgir aterosclerose. Assim, a boa aptidão física diminui o risco de desenvolver uma doença cardiovascular, pois o exercício age como um fator anti-inflamatório ao estimular a liberação hormonal.

Antes de indicar uma série de atividades físicas a um grupo de pessoas, o profissional deve realizar uma investigação bem detalhada sobre seus alunos e respeitar a individualidade de cada um. Inicialmente, faz-se um teste de esforço, que é essencial para a prescrição de um treinamento de acordo com os parâmetros mais seguros para cada indivíduo. Também é importante a abordagem interdisciplinar, criando um quadro geral dos alunos, para que a liberação do cardiologista para a prática de atividades aeróbias e de exercícios resistidos seja associada à prescrição do profissional competente. Dessa forma, compreender o processo fisiopatológico, a etiologia e os efeitos metabólicos da doença é muito importante para elaborar o programa de treinamento. Ainda, é essencial conhecer as ações dos fármacos, que, quando utilizados, podem alterar a resposta cardiovascular esperada para o paciente. O trabalho deve ser cuidadoso e contínuo, mantendo-se o monitoramento após a prescrição dos exercícios para mantê-los ou para trocá-los, conforme a necessidade.

2.3 Exercício físico e cardiopatias

A atividade física aumenta a sensibilidade à insulina, podendo desempenhar papel importante sobre as lipoproteínas. Na Figura 2.8, podemos observar que, quanto maior estiver a sensibilidade à insulina, maior será seu efeito antilipolítico no tecido adiposo, contribuindo para a redução do transporte de ácidos graxos livres para o fígado e fazendo com que ocorra uma redução na produção hepática de apolipoproteína B e de lipoproteína de densidade muito baixa – em inglês, *very low density lipoprotein* (VLDL) –, o que leva à diminuição dos níveis plasmáticos de triglicérides (Martelli, 2014).

Figura 2.8 Efeito do exercício físico na sensibilidade à insulina em indivíduos com atividade física regular

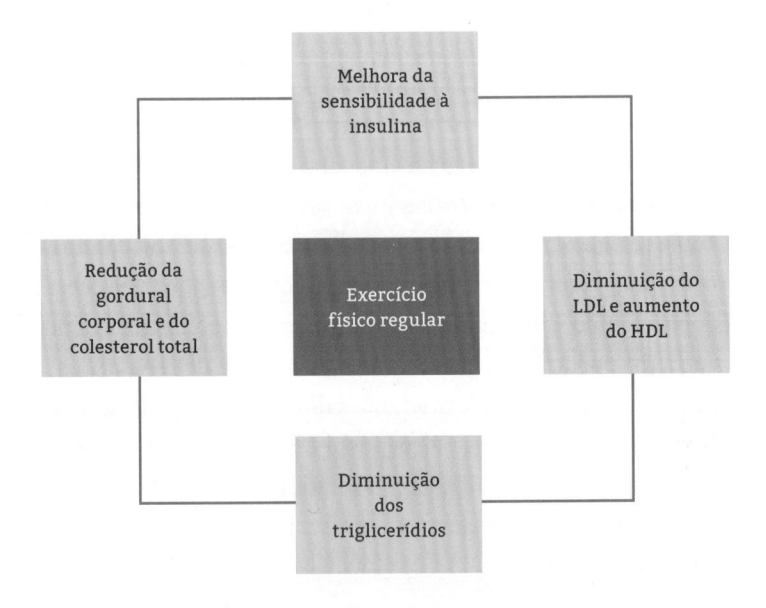

```
                    ┌─────────────────┐
                    │   Melhora da    │
                    │ sensibilidade à │
                    │    insulina     │
                    └─────────────────┘
┌──────────────┐    ┌─────────────┐    ┌──────────────┐
│  Redução da  │    │  Exercício  │    │ Diminuição do│
│   gordural   │    │   físico    │    │ LDL e aumento│
│ corporal e do│    │   regular   │    │   do HDL     │
│colesterol total│  └─────────────┘    └──────────────┘
└──────────────┘    ┌─────────────┐
                    │ Diminuição  │
                    │    dos      │
                    │triglicerídios│
                    └─────────────┘
```

O exercício aeróbio regular leva à liberação de neurotransmissores (adrenalina), que estimulam o aumento da frequência das contrações cardíacas, causando uma vasodilatação, o que contribui para a compressão do músculo estriado esquelético e para a manutenção da temperatura corporal. Assim, evita-se a perda da vasodilatação da camada íntima dos vasos sanguíneos, denominada *endotélio*, formada por tecido epitelial.

Para ser eficaz, o exercício aeróbio deve ser desenvolvido cumprindo um tempo e uma intensidade, como podemos observar a seguir.

Exercício aeróbio

- Intensidade – De 60% a 80% da frequência cardíaca máxima, obtida por meio de teste de esforço realizado por um médico, ou de 50% a 70% do consumo de oxigênio de pico, obtido em um teste ergoespirométrico, também realizado por um médico.
- Duração – De 30 a 60 minutos.
- Frequência – De 3 a 5 vezes por semana.

O exercício mais indicado é aquele que o indivíduo realiza com maior satisfação. Assim, seguindo os parâmetros, os exercícios aeróbios podem, associados a uma dieta balanceada, diminuir a taxa lipídica do indivíduo, independentemente da faixa etária. Se a pessoa realizar o exercício aeróbio conforme a indicação e mantiver hábitos alimentares saudáveis, haverá maior chance de melhora de suas condições fisiológicas (Martelli, 2014).

Dentre os aspectos da melhora da fisiologia do organismo, podemos destacar o aumento das reservas de glicogênio – que é uma fonte de energia disponível – e a maior produção de mitocôndrias e de mioglobina nas fibras musculares. Esses fatores favorecem a oxidação fosforilativa e aumentam as enzimas que quebram o glicogênio para a produção de energia (Preston; Wilson, 2014).

A prática de atividade física ou de exercício físico reduz a mortalidade prematura e melhora os fatores de risco para o desenvolvimento de cardiopatias e doenças relacionadas. Os benefícios são percebidos em todas as idades e em todos os grupos, incluindo os que apresentam doenças crônicas (Mozaffarian et al., 2015). Além disso, o sedentarismo pode ser um importante fator de risco para as doenças cardiovasculares e é, atualmente, um problema de saúde pública (Mozaffarian et al., 2015).

Quando a pessoa pratica uma atividade física regular, o risco de apresentarmos aterosclerose é muito baixo. Também evitamos outras complicações, como angina, infarto do miocárdio e doença vascular cerebral (AVC), porque a circulação sanguínea e a oxigenação dos tecidos melhoram. Podemos ainda controlar a hipertensão arterial, a obesidade, a osteoporose, a diabetes, as dislipidemias e o câncer de mama e de colo de útero, porque, nas atividades metabólicas, para a transformação da força empregada no movimento, os triglicerídios são utilizados como fonte de energia, evitando seu desequilíbrio e, por consequência, seu acúmulo nos vasos. O movimento contínuo estimula a reabsorção e mantém a densidade constante pela atividade de células ósseas – os osteoclastos realizam a reabsorção óssea pela ação de enzimas e os osteoblastos sintetizam a matriz óssea orgânica com colágeno (Preston; Wilson, 2014).

Lee et al. (2017) apontaram que a prática regular de exercícios resistidos, associada ou não a uma atividade aeróbia, oferece ao indivíduo um risco significativamente menor de desenvolver obesidade. A Figura 2.9, a seguir, aponta possíveis efeitos do exercício físico no organismo. O resultado será mais positivo se seguirmos um programa diário de exercícios.

Figura 2.9 Efeito do exercício físico no organismo do indivíduo

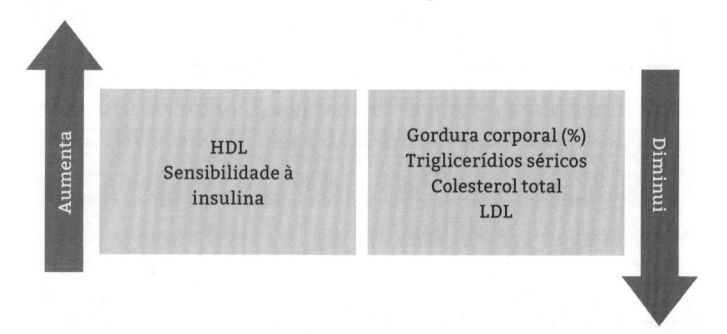

Aumenta	HDL Sensibilidade à insulina	Gordura corporal (%) Triglicerídios séricos Colesterol total LDL	Diminui

A rigidez aórtica é um fator de risco para a hipertensão arterial sistêmica (HAS), que aumenta as taxas de morbidade e de mortalidade cardiovascular. Embora haja evidências bem documentadas acerca dos benefícios para a saúde de exercícios aeróbios e resistidos, existem poucos trabalhos que relatam os efeitos benéficos do alongamento para a redução da rigidez aórtica – o exercício de alongamento estático também parece ser efetivo (Logan, 2017). Com essa atividade, ocorre um aumento do calibre dos vasos, que leva a uma redução da resistência periférica de suas paredes, aumentando o fluxo de sangue e a frequência cardíaca (Vanputte; Regan; Russo, 2016).

Embora exercícios aeróbios possam reduzir o estresse oxidativo e melhorar a disfunção endotelial vascular, pacientes com cardioversor-desfibrilador implantável (CDI) ou desfibrilador da terapia de ressincronização cardíaca, muitas vezes, demonstram receio de realizar essa prática. Foi relatado que uma única sessão de exercícios de alongamento melhora a função endotelial vascular em pacientes com infarto agudo do miocárdio. Kato et al. (2013) avaliaram os efeitos de exercícios de alongamento realizados durante quatro semanas e concluíram que essas atividades atenuaram o estresse oxidativo e melhoraram a disfunção endotelial vascular em pacientes com IC.

Nesse sentido, a prática de *tai chi chuan* e de caminhadas são atividades físicas de intensidade moderada que podem ser facilmente praticadas na vida diária. Xie et al. (2015), em seu estudo, investigaram se, após um curto período dessas práticas, mantendo a ingestão dietética estável, a massa corporal seria reduzida e em que medida os parâmetros da síndrome metabólica seriam melhorados. E, ainda, se uma perda de massa significativa, induzida pelo exercício, seria observada e se ela teria efeito adverso na densidade mineral óssea. Os resultados obtidos após 12 semanas de atividades apontaram que houve diminuição de massa moderada e redução da circunferência da cintura e da glicemia de jejum em pessoas de meia-idade em Hong Kong, sem efeitos adicionais sobre a densidade mineral óssea.

Dessa forma, a atividade física está associada à diminuição da inflamação relacionada à adiposidade em adultos. Se essa vinculação é independente da obesidade central, isso ainda é desconhecido, mas é importante para a compreensão dos mecanismos associados à redução do risco de doenças cardiometabólicas por meio da atividade física. Vella et al. (2017), por sua vez, examinaram se as associações de atividade física e os marcadores inflamatórios relacionados à obesidade eram independentes da adiposidade central. Os resultados mostraram que a atividade física de moderada a vigorosa foi associada a um perfil mais favorável de marcadores inflamatórios, independentemente de fatores de risco de doença cardiometabólica relevantes, incluindo obesidade central.

Qual é, então, o ponto de partida para prescrever um programa de exercícios aeróbios? Deve-se partir de vários aspectos: estudo da fisiopatologia do caso; diálogo e troca de ideias com outros profissionais de saúde, realização de uma avaliação clínica, com teste de esforço e ergoespirometria – o primeiro é importante para estabelecer um parâmetro de segurança em relação à frequência, à intensidade e à duração da atividade, enquanto o segundo é um valioso teste, cujo resultado permite estipular as faixas de frequência cardíaca para otimizar o treino aeróbio.

O Quadro 2.1 aponta alguns itens que podem ser considerados para a elaboração de exercícios para pessoas com doenças cardiovasculares.

Quadro 2.1 Exercícios para pessoas com doenças cardiovasculares

Frequência	De 3 a 5 vezes por semana.
Intensidade	De 60% a 80% da frequência cardíaca máxima, obtida por meio de um teste de esforço realizado por um médico, ou de 50% a 70% do consumo de oxigênio de pico, obtido em um teste ergoespirométrico, também realizado por um médico.
Duração	De 30 a 60 minutos.
Aptidão física	Aptidão cardiorrespiratória, resistência muscular, força e flexibilidade para as atividades da vida diária (AVDs).

(continua)

(Quadro 2.1 – conclusão)

Atenção!	Deve-se partir de vários aspectos: estudar a fisiopatologia do caso; dialogar e trocar ideias com outros profissionais de saúde, realizar uma avaliação clínica, com teste de esforço e ergoespirometria – o primeiro estabelece um parâmetro de segurança em relação à frequência, à intensidade e à duração da atividade, enquanto o segundo permite a indicação das faixas de frequência cardíaca para otimizar o treino aeróbio.
Não esquecer	Antes do início das atividades práticas e do condicionamento cardiorrespiratório, deve-se fazer também uma boa avaliação inicial das estruturas osteomioarticulares para a elaboração do programa de treinamento.

É importante lembrar que as necessidades de cada aluno devem ser priorizadas, conforme os resultados de seus exames e a opinião dos outros profissionais envolvidos.

2.4 Doença pulmonar obstrutiva crônica (Dpoc)

Denomina-se **doença pulmonar obstrutiva crônica (Dpoc)** um conjunto de alterações que ocorrem no sistema respiratório, de forma crônica e progressiva, resultando na diminuição da capacidade alveolar. Essa redução acontece inicialmente porque os capilares que se localizam ao redor dos alvéolos pulmonares se degeneram e, como consequência, o ar inspirado fica retido nos pulmões sem que a hematose ocorra. A falta de oxigenação causa deficiência nos valores normais de oxigênio (O_2) no sangue, porém os índices de gás carbônico (CO_2) não apresentam nenhuma alteração. Como a doença é progressiva, à medida que ela vai evolui, os valores de CO_2 que não se alteram nas fases iniciais passam a ficar bem elevados, levando o paciente a um grande desconforto e a uma significativa perda da capacidade de realizar atividade física.

Na Figura 2.10, a seguir, estão relacionadas algumas características dos alvéolos pulmonares de pacientes com Dpoc.

Figura 2.10 Características do pulmão de um paciente com Dpoc

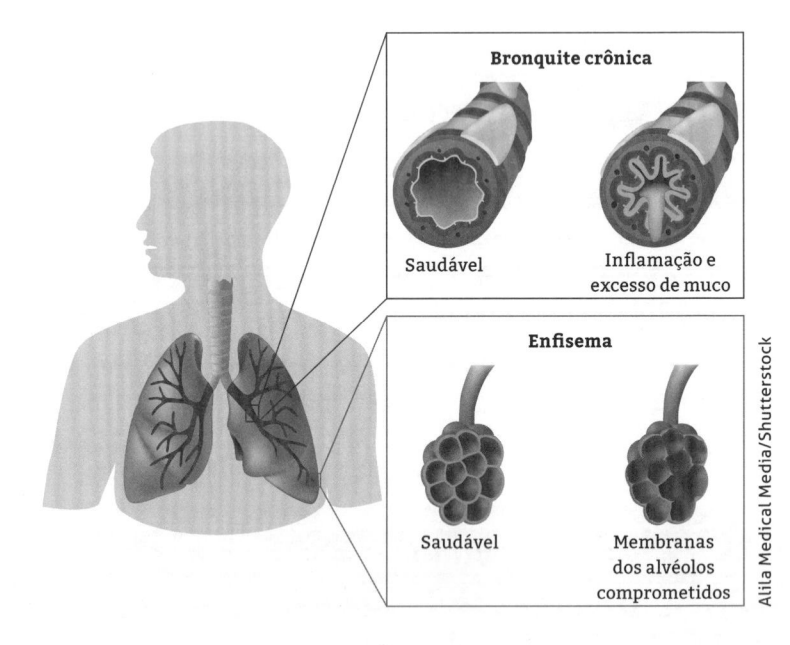

Bronquite crônica

Saudável — Inflamação e excesso de muco

Enfisema

Saudável — Membranas dos alvéolos comprometidos

Atila Medical Media/Shutterstock

A Dpoc é caracterizada pela restrição ou obstrução crônica do fluxo aéreo. Assim, ela pode impactar nos sistemas cardiovascular e musculoesquelético e em aspectos psicossociais. O exercício físico e a atividade física podem fazer parte do tratamento e ter um bom efeito na melhoria da qualidade de vida. A Dpoc é uma patologia com natureza progressiva, ou seja, ela evolui com o passar do tempo e está associada a uma inflamação produzida pelo pulmão em resposta à presença de gases tóxicos e partículas. Como consequência dessa doença, o paciente apresenta modificações na estrutura dos brônquios e destruição do parênquima pulmonar, aumentando consideravelmente a complacência dos pulmões, que, segundo Vanputte, Regan e Russo (2016, p. 1160), pode ser definida como a *redução no tamanho de um pulmão expandido como resultado de uma diminuição no tamanho (volume) de seus alvéolos; é devida à retração elástica das fibras elásticas dos alvéolos vizinhos e à tensão superficial de uma fina película de água no interior dos alvéolos.*

Essas alterações variam entre os indivíduos e o principal sintoma é a tosse crônica e produtiva seguida de dispneia no esforço (Torri, 2017).

Outras características da Dpoc são a limitação do fluxo de ar no brônquio infectado em comparação com um normal e a ocorrência de repercussões sistêmicas (Camillo et al., 2011). Na Figura 2.11, podemos observar nitidamente a diminuição do interior do brônquio, impedindo a passagem de ar.

Figura 2.11 Brônquio com Dpoc

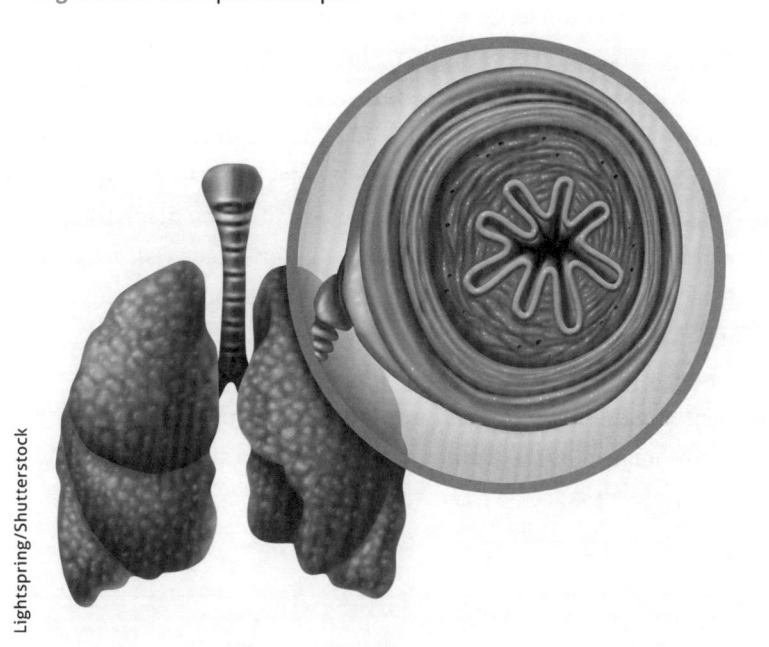

Lightspring/Shutterstock

Muitos pacientes com Dpoc demoram a ser diagnosticados, principalmente porque os sintomas aparecem gradativamente. A distinção da enfermidade, muitas vezes, é imprecisa, sendo necessário o acompanhamento detalhado com abordagem interdisciplinar. A poluição do ar e hábitos como o tabagismo estão diretamente relacionados a essa doença, que atinge, aproximadamente, 16 milhões de indivíduos norte-americanos e é a terceira causa de óbito nos Estados Unidos. A morbimortalidade vem crescendo e estima-se que até 2020 seja a terceira causa de morte em todo o mundo (Bártholo, 2013).

Além disso, os pacientes com tuberculose são apontados como os indivíduos com mais chances de desenvolver uma Dpoc. Foram observados, ainda, fatores genéticos que funcionam como facilitadores para o desenvolvimento da enfermidade. Algumas doenças hereditárias têm como sintoma a ausência da produção de uma enzima denominada *alfa-1-antitripsina,* que é considerada protetora do pulmão. Com a falta dessa enzima, ocorre a destruição do parênquima localizado no interior dos pulmões.

A Dpoc pode ser diagnosticada por sintomas que, inicialmente, são discretos, mas, à medida que a doença progride, tornam-se bem mais agressivos, podendo levar o paciente a óbito. Dessa forma, no início, pode ser observada uma dispneia que ocorre apenas quando o indivíduo realiza atividade física. Com o desenvolvimento da doença, o que era considerado atividade normal do dia a dia passa a exigir um grande esforço e, mais tarde, até durante o repouso o paciente não consegue respirar normalmente. Vale lembrar que, durante todo o desenvolvimento da Dpoc, os sintomas mais frequentes são a dispneia, a sibilância (chiado no peito) e a tosse com expectoração.

2.5 Exercício físico e Dpoc

O treinamento físico é um método não medicamentoso que contribui para o tratamento de pacientes sintomáticos com Dpoc. Camillo et al. (2011) investigaram as alterações na FC após 3 meses de exercícios de alta intensidade em 20 indivíduos e de baixa intensidade para outro grupo de 20 pessoas, todos com diagnóstico de Dpoc. O primeiro grupo realizou um programa de exercícios 3 vezes por semana, com sessões de 60 minutos, incluindo ciclismo, caminhada e treinamento resistido. Já no segundo grupo – o do programa de baixa intensidade –, foram realizados exercícios de respiração e calistênico, cuja intensidade foi aumentada a cada 7 sessões. Ao fim da pesquisa, Camillo et al. (2011) concluíram que o grupo que realizou o programa de alta intensidade teve melhor resultado em relação à FC, à força muscular de membros superiores e às AVDs. Porém, são necessários mais estudos para averiguar se essa melhora, a longo prazo, está relacionada ao menor risco de mortalidade.

Outros pesquisadores – Pereira et al. (2010) – realizaram um estudo entre 2003 e 2008 com 100 indivíduos com Dpoc moderada e grave, que haviam deixado de fumar por no mínimo 6 meses antes do início da pesquisa. Foi realizada a espirometria conforme as orientações da Sociedade Torácica Americana – American Thoracic Society (ATS). Todos os participantes apresentavam **índice de massa corporal (IMC)** acima de 25 kg/m². Foram analisados os efeitos de 3 programas, cada um composto por atividades diferentes (Pereira et al., 2010):

1. **Grupo 1** – Exercícios aeróbios 3 vezes por semana, com sessões de 30 minutos, trabalhando de 60% a 70% da frequência cardíaca de reserva. O grupo também realizou 1 ou 2 séries de 6 a 12 repetições de exercícios combinados, trabalhando de 50% a 70% de 1 repetição máxima (RM).

2. **Grupo 2** – Exercícios aeróbios 3 vezes por semana, com sessões de 40 a 60 minutos, trabalhando de 60% a 70% da frequência cardíaca de reserva.
3. **Grupo 3** – Fisioterapia respiratória em 30 sessões.

Os dois primeiros também realizaram exercícios respiratórios. Todos os três tiveram resultado positivo, porém o grupo que realizou os exercícios combinados obteve melhores resultados. Pleguezuelos et al. (2013), por sua vez, obtiveram bons resultados com um programa de circuitos de caminhadas urbanas em pacientes com Dpoc grave ou muito grave.

A prática regular de exercício físico por pessoas com Dpoc tende a diminuir os sintomas respiratórios, incentivar a mudança no estilo de vida e melhorar a aptidão física (Lottermann; Sousa; Liz, 2017). O Quadro 2.2, a seguir, apresenta um guia para a realização de exercícios, porém cada caso deve ser adequado às recomendações médicas. Deve-se considerar, assim, um paciente que já passou pela reabilitação cardiorrespiratória ou, se ainda a mantém, já foi liberado para iniciar um programa de exercícios físicos com o professor de Educação Física.

Quadro 2.2 Exercícios para pessoas com Dpoc

Frequência	De 3 a 5 vezes por semana.
Intensidade	De 60% a 80% da frequência cardíaca máxima, obtida por meio de um teste de esforço realizado por um médico, ou de 50% a 70% do consumo de oxigênio de pico, obtido em um teste ergoespirométrico, também realizado por um médico.
Duração	De 30 a 60 minutos.
Aptidão física	Aptidão cardiorrespiratória, resistência muscular, força e flexibilidade para as AVDs.
Atenção!	A atividade física em pacientes com dificuldades respiratórias pode gerar alterações metabólicas, como a acidose e a alcalose respiratória. Também pode alterar o potencial de hidrogênio (pH) do sangue, gerando acidose e alcalose metabólica.

(continua)

	(Quadro 2.2 – conclusão)
Não esquecer	A prática regular de exercício físico por pessoas com Dpoc tende a diminuir os sintomas de problemas respiratórios, incentivar a mudança no estilo de vida e melhorar a aptidão física.

Conforme explica o Quadro 2.2, a atividade física em pacientes com dificuldades respiratórias pode gerar alterações metabólicas, como a acidose e a alcalose respiratória. Também é possível alterar o pH do sangue gerando acidose e alcalose metabólica. Mas o que é o pH? Segundo Vanputte, Regan e Russo (2016), a água pura pode se dissociar de forma fraca liberando quantidades mínimas de íons hidrogênio (H^+) e hidróxido (OH^-).

$$H_2O - H^+ + OH^-$$

Quando esse fenômeno ocorre a uma temperatura de 25 °C, a concentração dos íons H^+ e OH^- é de 10^{-7} mol de íons por litro de solução (mol/l). Esse valor confere à solução um caráter neutro, pois as concentrações dos dois íons são as mesmas. Quando a concentração de íons hidrogênio for maior, a solução será considerada **ácida**; quando a concentração de íons hidróxido for maior, a solução será considerada **básica**.

Em uma solução aquosa com temperatura de 25 °C, podemos realizar o seguinte cálculo:

$$[H^+] \times [OH^-] = 10^{-14}$$

Quando a concentração de íons hidrogênio diminui, a de íons hidróxido aumenta, e, quando a concentração de íons hidrogênio aumenta, a de íons hidróxido diminui.

[H⁺] [OH⁻]
Solução ácida – $[H^+] = 10^{-3}$ e $[OH^-] = 10^{-11}$
Solução neutra – $[H^+] = 10^{-7}$ e $[OH^-] = 10^{-7}$
Solução básica – $[H^+] = 10^{-12}$ e $[OH^-] = 10^{-2}$

A acidose e a alcalose também podem ser medidas pela concentração de íons hidrogênio e de íons hidróxido. O mais comum é que se utilize a concentração de íons **hidrogênio**. Assim, o pH de uma solução é definido por:

$$pH = -\log_{10} (H^+)$$

Essa fórmula indica que uma solução neutra com pH 7 tem 10^{-7} mol de íons hidrogênio por litro de solução.

$$pH = -\log_{10} (H^+)$$
$$pH = -\log_{10} (10^{-7})$$
$$pH = -(-7)$$
$$pH = 7$$

A seguir, apresentamos as principais características da acidose e da alcalose, tanto respiratória quanto metabólica.

Acidose respiratória

- Causada pela eliminação de CO_2 dos fluidos corporais.
- Asfixia.
- Hipoventilação (pode ocorrer asfixia por trauma, falência renal ou tumor).

Alcalose respiratória

- Causada por níveis reduzidos no líquido extracelular.

- Diminuição da pressão atmosférica, que diminui a quantidade de O_2, estimulando a hiperventilação causada por altitudes elevadas.

Acidose metabólica

- Causada por eliminação de grandes quantidades de bicarbonato (HCO_3^-) por consequência de vômitos e diarreias muito intensas.
- Diminuição do pH dos líquidos corporais causada pela utilização de fármacos ácidos (ácido acetilsalicílico).
- Produção de corpos cetônicos originados da diabetes melito sem tratamento correto.
- Quantidades inadequadas de O_2 nos tecidos, originadas pela produção de ácido lático, resultantes de exercícios em excesso.

Alcalose metabólica

- Causada pela eliminação de H^+ e pela reabsorção de HCO_3^- pelo estômago e pelos rins como resultado de vômitos intensos.
- Uso de substâncias alcalinas, como bicarbonato de sódio, em grande quantidade.

III Síntese

Iniciamos este capítulo apresentando a epidemiologia das cardiopatias e a síndrome metabólica (SM), discorrendo sobre seus fatores de risco, pois são inúmeras as causas que levam o indivíduo a apresentar desequilíbrio metabólico grave, podendo desenvolver sequelas nos diferentes sistemas do organismo, principalmente no cardiovascular.

Na sequência, examinamos a caquexia, uma condição que pode estar relacionada à IC e que tem como característica causar a perda de massa de, pelo menos, 5% nos 12 meses que antecedem a análise do quadro patológico. Também investigamos o efeito do mecanismo renina-angiotensina-aldosterona, uma vez que ele exerce grande influência no metabolismo do indivíduo. Sobre a fisiologia das cardiopatias, comentamos sobre a mais comum delas – a aterosclerose.

Considerando que a atividade física aumenta a sensibilidade à insulina, podendo desempenhar papel importante sobre as lipoproteínas, discutimos o efeito do exercício nas cardiopatias. Nesse sentido, vimos que o exercício aeróbio regular leva à liberação de neurotransmissores (adrenalina) que estimulam o aumento da frequência das contrações cardíacas, causando uma vasodilatação, o que contribui para a contração do músculo estriado esquelético e para a manutenção da temperatura corporal. Assim, ajuda a evitar a perda da vasodilatação da camada íntima dos vasos sanguíneos, denominada *endotélio*, formada por tecido epitelial.

Ressaltamos, depois, que o exercício mais indicado é aquele que o indivíduo realiza com maior satisfação. Assim, seguindo os parâmetros indicados, os exercícios aeróbios podem, desde que associados a uma dieta balanceada, diminuir a taxa lipídica do indivíduo, independentemente da faixa etária.

Por fim, discutimos sobre a Dpoc, que atinge milhões de indivíduos, mostrando algumas orientações de exercícios e indicações de cuidados para as pessoas com esse tipo de doença.

■ **Atividades de autoavaliação**

1. A síndrome metabólica (SM) não é apenas uma doença, mas o conjunto de vários fatores que, reunidos, causam uma significativa alteração no metabolismo do indivíduo. Assinale a alternativa que aponta os fatores de risco ligados à SM:

    a) Hipertensão, obesidade abdominal, intolerância à glicose, triglicerídios com valores aumentados e baixo nível de HDL.
    b) Hipotensão, obesidade, intolerância à glicose, triglicerídios com valores diminuídos e baixo nível de LDL.
    c) Dpoc, diminuição da amplitude de movimento e baixo nível de LDL.
    d) PA baixa, obesidade abdominal, intolerância à glicose, triglicerídios com valores diminuídos e baixo nível de LDL.

2. A aterosclerose é considerada uma das cardiopatias mais comuns, que acomete principalmente adultos e é a causa de muitos óbitos. No caso dessa patologia, é correto afirmar:

    a) Ocorre um processo obstrutivo na camada externa dos vasos sanguíneos, causando uma compressão que dificulta ou impede a passagem do sangue.
    b) Ocorre o acúmulo de células epiteliais na parede interna do vaso sanguíneo, causando uma obstrução que dificulta ou impede a passagem do sangue.
    c) Ocorre o acúmulo de placas gordurosas no interior dos vasos sanguíneos, causando lesões na camada interna do vaso, denominada *endotélio*, que dificulta ou impede a passagem do sangue pelo interior do vaso sanguíneo.
    d) Ocorre o acúmulo de células epiteliais na região externa do vaso sanguíneo, que dificulta a passagem do sangue.

3. O exercício aeróbio, quando realizado no tempo certo e na intensidade adequada, resulta na liberação de neurotransmissores (adrenalina), que aumentam a frequência das contrações cardíacas, levando a uma vasodilatação que facilita a contração do músculo estriado esquelético. Assinale a alternativa que apresenta a correta prescrição de exercício aeróbio para um aluno de grupo especial:

   a) Intensidade de 60% a 80% da frequência cardíaca máxima, obtida por meio de um teste de esforço realizado por um médico, com duração de 30 a 60 minutos e frequência de 3 a 5 vezes por semana.

   b) Intensidade de 40% a 60% da frequência cardíaca máxima, obtida por meio de um teste de esforço realizado por um médico, com duração de 20 a 30 minutos e frequência de 1 a 2 vezes por semana.

   c) Intensidade de 40% a 60% da frequência cardíaca máxima, obtida por meio de um teste de esforço realizado por um médico, com duração de 30 a 60 minutos e frequência de 1 a 2 vezes por semana.

   d) Intensidade de 30% a 50% da frequência cardíaca máxima, obtida por meio de um teste de esforço realizado por um médico, com duração de 10 a 15 minutos e frequência de 3 a cinco 5 vezes por semana.

4. O sistema renina-angiotensina-aldosterona é responsável por influenciar o metabolismo do indivíduo. No rim, a absorção de água aumenta e o volume da urina diminui por influência desse sistema. O crescimento da pressão arterial (PA) eleva a formação da renina; enquanto a redução da PA diminui a formação de renina. A aldosterona do sistema é produzida nas seguintes situações:

a) Com o aumento de íon potássio (K⁺) e a diminuição de íon sódio (Na⁺), ocorre a elevação da PA e das lesões teciduais.

b) Com o aumento de íon potássio (K⁺) e a diminuição de íon sódio (Na⁺), ocorre a redução da PA e das lesões teciduais.

c) Com a diminuição de íon potássio (K⁺) e o aumento de íon sódio (Na⁺), ocorre a elevação da PA e das lesões teciduais.

d) Com a diminuição de íon potássio (K⁺) e o aumento de íon sódio (Na⁺), ocorre a redução da PA e das lesões teciduais.

5. A caquexia está relacionada à insuficiência cardíaca (IC). Apresenta como característica a perda de, pelo menos, 5% da massa nos 12 meses que antecedem a análise do quadro patológico. Isso vale para um índice de massa corporal (IMC) menor do que 20. Para comprovar relação com a IC, é necessário que o indivíduo com suspeita da patologia apresente os seguintes critérios clínicos e laboratoriais:

a) Sensível aumento da força muscular e do apetite, fadiga, perda de massa livre de gordura e alteração significativa nos exames bioquímicos laboratoriais.

b) Sensível perda da força muscular, anorexia, fadiga, aumento de massa livre de gordura e nenhuma alteração significativa nos exames bioquímicos laboratoriais.

c) Sensível perda da força muscular, anorexia, fadiga, perda de massa livre de gordura e alteração significativa nos exames bioquímicos laboratoriais.

d) Sensível aumento da força muscular, anorexia, melhora da disposição, perda de massa livre de gordura e nenhuma alteração nos exames bioquímicos laboratoriais.

■ Atividades de aprendizagem

Questões para reflexão

1. Embora existam variações em virtude da época e da cultura, bons hábitos alimentares e estilo de vida ativo estão diretamente relacionados ao nível de aptidão física e à prevenção de fatores de risco cardiometabólicos na infância e na adolescência. Observando-se os valores dos exames de sangue, os resultados dos testes de ergoespirometria, as avaliações das aptidões físicas e das anamneses de indivíduos que realizam atividade física, verifica-se que os índices estão dentro do padrão. Já os resultados dos mesmos tipos de exames de indivíduos com hábitos sedentários, apresentam valores alterados, que comprometem a qualidade de vida. Sabe-se que, quando os bons hábitos de vida se iniciam na infância, há maiores chances de manter-se um organismo saudável por toda a vida. Levando em conta essas informações, reflita sobre a prática da educação física nas escolas, sobretudo como ela pode contribuir para educar as crianças a desenvolver um comportamento ativo e uma alimentação adequada, diminuindo os fatores de riscos futuros.

2. Xie et al. (2015) investigaram se, após um curto período dessas práticas, mantendo a ingestão dietética estável, a massa corporal seria reduzida e em que medida os parâmetros da síndrome metabólica seriam melhorados. E, ainda, se uma perda de massa significativa, induzida pelo exercício, seria observada e se ela teria efeito adverso na densidade mineral óssea. Os resultados obtidos após 12 semanas de atividades apontaram que houve diminuição de massa moderada e redução da circunferência da cintura e da glicemia de jejum em pessoas de meia-idade em Hong Kong, sem efeitos adicionais sobre a densidade mineral óssea.

Tendo em vista essa pesquisa, elabore uma lista de atividades de baixo custo e realizadas em ambientes mais próximos à natureza e reflita sobe como os hábitos da população em geral poderiam ser alterados para que práticas como as elencadas por você atraíssem mais adeptos.

Atividade aplicada: prática

1. Visite um parque ou uma praça em sua cidade e observe o perfil dos frequentadores e o tipo de atividade ou exercício físico que praticam. Preste atenção na postura e na respiração das pessoas – se estão demonstrando aptidão física compatível com a prática realizada. Com base em suas observações, elabore um quadro comparativo entre os indivíduos observados.

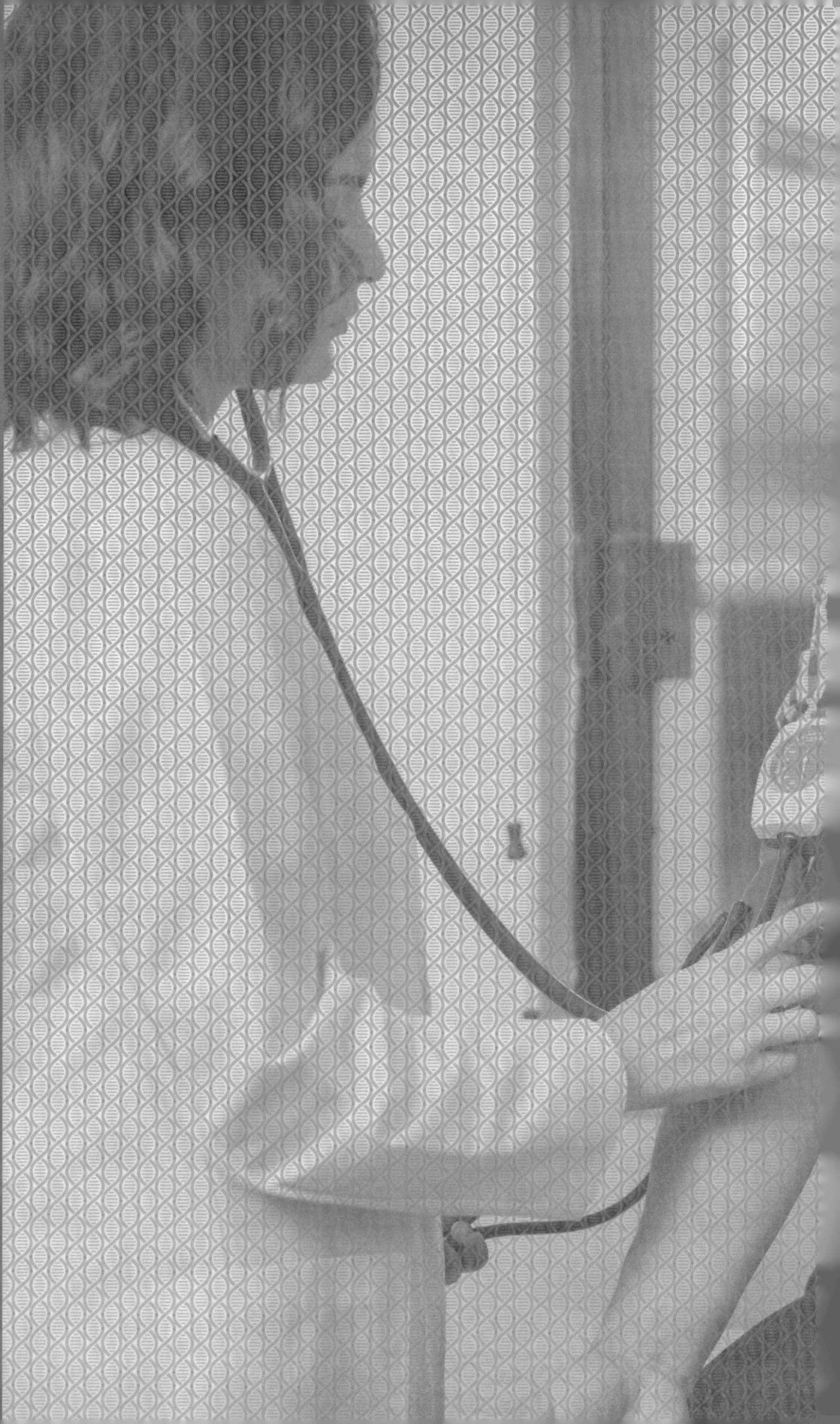

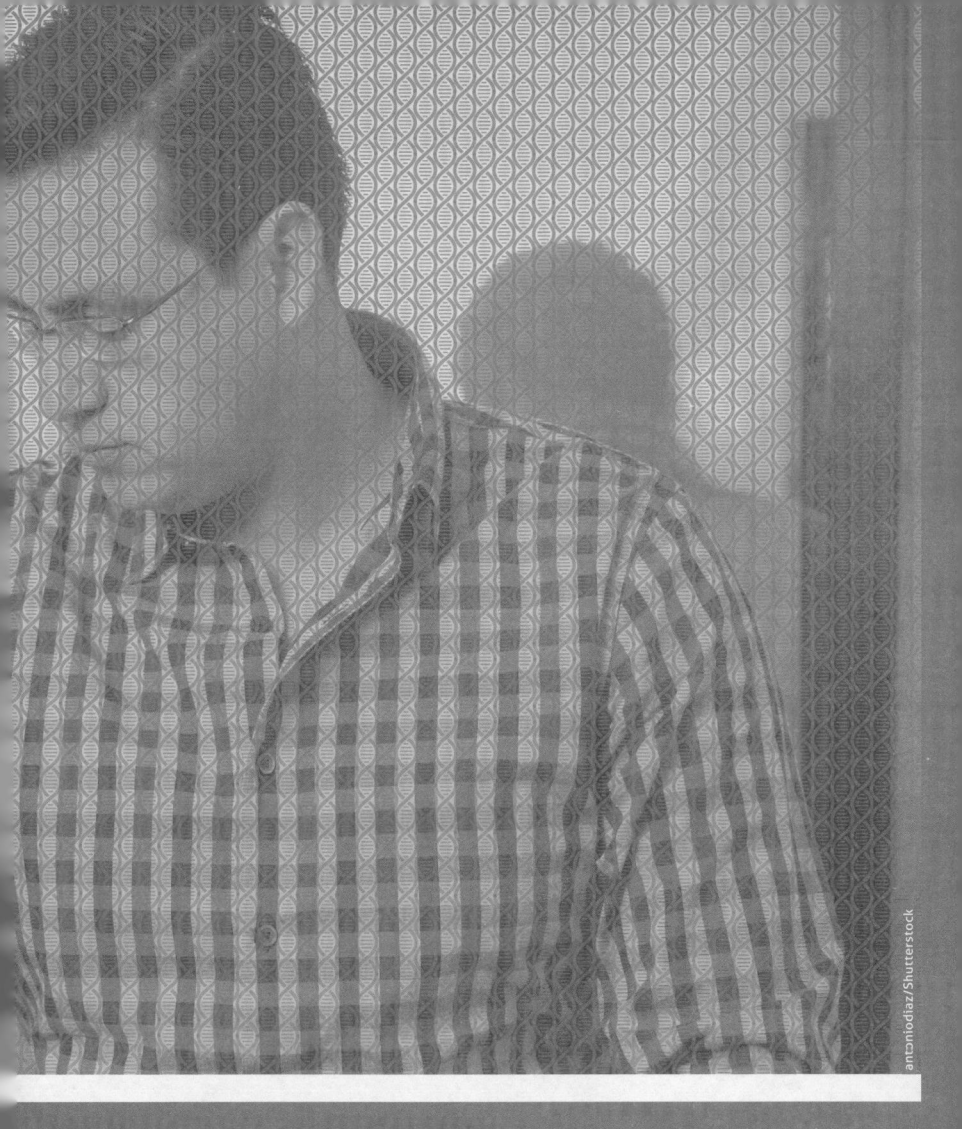

Capítulo 3

Hipertensão, dislipidemias e doença vascular periférica (DVP)

A maioria das pessoas conhece ou já conheceu alguém com aumento da pressão arterial (PA). Isso indica o quanto essa patologia está se tornando comum nos dias de hoje, afetando não só os idosos, mas também os jovens.

Tendo isso em vista, neste capítulo, discutiremos sobre a epidemiologia e a fisiologia da hipertensão arterial. Também faremos a mesma abordagem em relação às dislipidemias e à doença vascular periférica (DVP), buscando, por fim, identificar as possibilidades de exercício físico para essas enfermidades.

3.1 Epidemiologia e fisiologia da hipertensão

Segundo Vanputte, Regan e Russo (2016, p. 751), pode-se considerar "hipertensão quando a pressão sistólica (contração do coração) do indivíduo está maior que 140 mmHg[1] e a pressão diastólica (relaxamento do coração) está maior que 90 mmHg". Para considerar o indivíduo hipertenso, é preciso levar em conta variáveis como idade, massa corporal e hábitos sedentários.

A **hipertensão** também pode ser denominada *pressão alta*. Em média, 30% da população pode apresentar mudança nos valores da pressão sanguínea em alguma época da vida. No indivíduo hipertenso, o coração e os vasos sanguíneos sofrem os efeitos dessa alteração, e ela pode causar hemorragia cerebral, infarto coronário, hemorragias na retina e nos vasos sanguíneos renais.

A **arteriosclerose** (endurecimento das artérias) também pode ser diagnosticada como resultado da hipertensão, aumentando a possibilidade de formação de trombos (coágulos) e de uma ruptura da parede do vaso sanguíneo (Vanputte; Regan; Russo, 2016).

A hipertensão arterial (HA) tem etiologia multicausal e, segundo a 7° *diretriz brasileira de hipertensão arterial* (Malachias et al., 2016), é caracterizada por níveis pressóricos persistentes maiores do que 140 por 90 mmHg. O quadro pode ser agravado quando associado a outros fatores de risco, como diabetes melito (DM), obesidade abdominal, dislipidemia e obesidade. "Mantém associação independente com eventos como morte súbita, acidente vascular encefálico (AVE), infarto agudo do miocárdio (IAM), insuficiência cardíaca (IC), doença arterial periférica (DAP) e doença renal crônica (DRC), fatal e não fatal" (Malachias et al., 2016, p. 1).

---

[1] A pressão arterial é medida em milímetros de mercúrio (mmHg).

No Brasil, em torno de 36% dos adultos apresentam HA, e essa doença é responsável por aproximadamente metade dos óbitos causados por cardiopatias. Ela tem alto impacto na diminuição da produtividade no trabalho e, consequentemente, na renda familiar. Na Figura 3.1, a seguir, podemos observar alguns fatos sobre essa doença no Brasil.

Figura 3.1 Características da pressão alta no Brasil

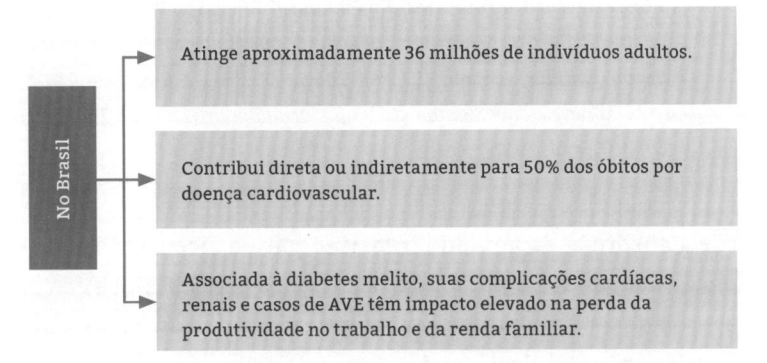

No Brasil:
- Atinge aproximadamente 36 milhões de indivíduos adultos.
- Contribui direta ou indiretamente para 50% dos óbitos por doença cardiovascular.
- Associada à diabetes melito, suas complicações cardíacas, renais e casos de AVE têm impacto elevado na perda da produtividade no trabalho e da renda familiar.

Fonte: Elaborado com base em Malachias et al., 2016.

Alguns dos fatores de risco da HA não são modificáveis, como idade e gênero. Porém, outros o são, como obesidade, ingestão elevada de sal e sedentarismo, todos diretamente relacionados ao estilo de vida. Com relação ao Brasil, a pesquisa Vigitel Brasil 2016 (vigilância de fatores de risco e proteção para doenças crônicas por inquérito telefônico), do Ministério da Saúde, realizada no período de 2016 a 2018, apontou que houve aumento no número de pessoas com excesso de peso em todas as capitais brasileiras onde a investigação foi feita:

A frequência de adultos com excesso de peso variou entre 47,4% em Goiânia e 59,7% em Rio Branco. As maiores frequências de excesso de peso foram observadas, no caso de homens, em Rio Branco (68,9%), Belém (67,8%) e Porto Alegre (66,1%) e, para as mulheres, em Aracajú [sic] (53,3%), Rio Branco (53,2%) e Macapá (52,9%). As menores frequências de excesso de peso ocorreram, entre os homens, em Goiânia (53,7%),

Vitória (55,6%) e Distrito Federal (56,4%) e, entre as mulheres, em Palmas (39,7%), Florianópolis (40,2%) e Teresina (40,8%). (Brasil, 2017c, p. 50)

Ainda na mesma pesquisa, foi averiguado que houve aumento no número de indivíduos obesos em diversas capitais brasileiras:

A frequência de adultos obesos variou entre 11,7% em Florianópolis e 22,3% em Manaus. As maiores frequências de obesidade foram observadas, no caso de homens, em Macapá (25,8%), Belém (25,3%) e Rio Branco (23,6%) e, no caso de mulheres, em Manaus (21,9%), São Paulo (19,6%) e Aracaju (18,5%). As menores frequências de obesidade ocorreram, entre homens, em Florianópolis (12,2%), Vitória (13,1%) e Palmas (14,2%) e, entre mulheres, em Curitiba (10,9%), Florianópolis (11,3%) e Teresina (11,7%). (Brasil, 2017c, p. 53)

O consumo exagerado de cloreto de sódio (NaCl) pode elevar a absorção de água do intestino para a circulação sistêmica, além de ser um fator de risco para a pressão alta e estar associado a cardiopatias e a complicações renais. Estas últimas levam a um declínio da função dos rins, que, por consequência, passam a produzir de forma excessiva de angiotensina e aldosterona, tendo como resultado maior resistência ao fluxo sanguíneo nas artérias renais. A longo prazo, observa-se que o volume total do sangue aumenta, assim como o débito cardíaco, o qual pressiona o sangue por meio dos capilares teciduais, causando uma diminuição do calibre dos esfíncteres pré-capilares. Essa série de eventos, resultando no aumento do débito cardíaco e da resistência periférica dos vasos, causa a pressão alta.

Sendo o sedentarismo mais um fator de risco, o exercício é indicado como um importante recurso não medicamentoso para reduzir a incidência do quadro de HA. Os níveis de oxigênio observados após uma atividade física com esforço estimulam a liberação de substâncias que são consideradas vasodilatadoras – a exemplo do óxido nítrico (NO), que é sintetizado nas células quando a quantidade de cálcio no meio intracelular está alta (Raff; Levitzky, 2012).

O treinamento resistido dinâmico ou isotônico (contração de segmentos corporais localizados com movimento articular) reduz a PA de pré-hipertensos, mas não tem efeito em hipertensos. Existem, porém, apenas quatro estudos randomizados e controlados com esse tipo de exercício na HA.

O treinamento resistido estático ou isométrico (contração de segmentos corporais localizados sem movimento articular) reduz a PA de hipertensos, mas os estudos utilizam massas musculares pequenas, havendo necessidade de mais informação antes de sua recomendação. (Malachias et al., 2016, p. 31)

Exercícios aeróbios aumentam a PA, pois o sistema nervoso simpático (SNS) age diretamente na pressão sanguínea sistólica (PSS). No início do exercício, ocorre uma vasodilatação local, liberando mais sangue e, por consequência, mais oxigênio para as fibras que estão contraindo. Esses fatores diminuem a resistência na parede dos vasos, facilitando a circulação diastólica, que diminui a pressão sanguínea diastólica (PSD), podendo reduzir a PA casual de pré-hipertensos e hipertensos. Também reduz a PA de vigília de hipertensos e a diminui em situações de estresse físico, mental e psicológico (Preston; Wilson, 2014).

3.2 Dislipidemias

As **dislipidemias** são alterações observadas nos valores dos níveis séricos dos lipídios do organismo, relacionadas ao perfil lipídico do colesterol total acima do valor normal, aos triglicerídios com valores altos, ao colesterol de lipoproteína de alta densidade (HDL) com valores baixos e aos elevados níveis de colesterol de lipoproteína de baixa densidade (LDL).

Como consequência, observam-se fatores de grande importância para o desenvolvimento de doenças cardiovasculares (DCVs). Também pode haver influência no surgimento de doenças cerebrovasculares, sendo a principal delas a aterosclerose – que, como vimos, é o espessamento e a posterior perda da elasticidade das paredes das artérias –, além do infarto agudo do miocárdio, da doença isquêmica do coração – que se caracteriza pela diminuição da irrigação sanguínea no coração – e do acidente vascular encefálico (AVE).

A nomenclatura utilizada para identificar as dislipidemias depende do tipo de alteração no metabolismo do indivíduo e também dos níveis séricos de lipídios. Por isso, elas podem ser classificadas como hipercolesterolemia isolada, hipertrigliceridemia isolada, hiperlipidemia mista e colesterol de HDL (HDL-C) baixo.

Pode-se associar os níveis dos lipídios que estão na corrente sanguínea com os hábitos de vida dos pacientes. Dessa forma, indivíduos que desenvolveram a prática de exercícios e outros hábitos saudáveis e pacientes que têm o hábito de ingerir bebidas alcoólicas, carboidratos e gorduras vão apresentar os níveis sanguíneos de lipídios bastante diferenciados entre si. Fatores como o índice de massa corpórea e a idade também são importantes para os valores de gordura sérica no organismo dos pacientes.

Pessoas que já tiveram valores lipídicos altos no organismo, mas resolveram mudar seus hábitos de vida, apresentam redução nas taxas de triglicerídios com considerável aumento nos valores de HDL, sem, com isso, alterar a quantidade de LDL. Também é um grande fator de aumento das taxas de lipídios no sangue o consumo em grande quantidade de gordura saturada de origem animal.

Pessoas de ambos os sexos, com o avanço da idade, experimentam alterações nas taxas hormonais, principalmente as mulheres, com a redução do estrogênio na fase da menopausa. É possível mencionar como principais alterações a diminuição dos fatores de coagulação sanguínea, o aumento do colesterol total e LDL e a diminuição da HDL, bem como a diminuição das proteínas ligantes de esteroides (Preston; Wilson, 2014).

3.2.1 Lipídios

Precisamos destacar uma seção especial aos lipídios porque esses componentes são uma importante fonte energética para o metabolismo. Porém, se estiverem alterados por conta de dietas incorretas ou do sedentarismo, seus índices podem causar danos circulatórios, cardíacos e renais.

Os lipídios são moléculas compostas por carbono (C), hidrogênio (H) e oxigênio (O) e, em alguns tipos, podemos encontrar também fósforo (P) e nitrogênio (N). São consideradas as moléculas principais na função de reserva energética e podem ser metabolizadas quando é necessário produzir energia para atividades físicas.

A principal característica dos lipídios é a insolubilidade total ou parcial na água. Podem ser encontrados sob a forma de vitaminas lipossolúveis, esteroides, colesterol, fosfolipídios e triglicerídios.

O tipo mais comum de lipídio encontrado em nosso organismo é o **triglicerídio**, que apresenta, em sua composição, ácidos graxos e glicerol. Para a digestão das moléculas de lipídio, o organismo desenvolveu uma enzima denominada *lipase*, que é produzida no pâncreas. Por esse motivo, é denominada *lipase pancreática*.

As moléculas de lipídio são transportadas pelo sangue combinadas a proteínas especializadas para essa função. Nesse caso, são denominadas *lipoproteínas* e podem ser classificadas em *alta* ou *baixa densidade*. As lipoproteínas que apresentam grande quantidade de moléculas de lipídio associadas apresentam densidade baixa; ao contrário, as lipoproteínas com grande quantidade de proteínas apresentam densidade alta.

Os principais tipos de lipoproteína do organismo são:

- **Quilomícrons** – Formados por 99% de lipídios e 1% de proteínas (são proteínas de densidade extremamente baixa).
- **Lipoproteína de muito baixa densidade (VLDL)** – Formada por 92% de lipídios e 8% de proteínas.
- **Lipoproteína de baixa densidade (LDL)** – Formada por 75% de lipídios e 35% de proteínas.
- **Lipoproteína de alta densidade (HDL)** – Formada por 55% de lipídios e 45% de proteínas.

As moléculas de lipídio são armazenadas principalmente como triglicerídios e ficam localizadas no tecido adiposo, o qual é especializado em realizar a reserva dessa molécula, uma vez que sua célula, denominada *adipócito*, tem, em seu interior, um grande vacúolo, que ocupa 80% do volume do citoplasma. Esse vacúolo reserva as moléculas de triglicerídios.

A degradação das moléculas de triglicerídios é constante e origina moléculas denominadas *ácidos graxos livres*, as quais são utilizadas pelo músculo estriado esquelético e pelo fígado como fonte de energia.

Denomina-se *beta-oxidação* o metabolismo dos ácidos graxos nas células, que consiste em reações de descarboxilação (retirada de dois átomos de carbono) da extremidade da cadeia do ácido graxo. Essa reação forma a **acetilcoenzima A (acetil-CoA)**, que participa do ciclo do ácido cítrico pelo qual é produzida a **adenosina trifosfato (ATP)**, molécula utilizada para fornecer energia.

A acetil-CoA também participa da cetogênese que consiste na formação de *corpos cetônicos*, denominação usada para o grupo dos seguintes elementos: ácido acetoacético, ácido β-hidroxibutírico e acetona.

Os corpos cetônicos são liberados na corrente sanguínea e deslocam-se para outros tecidos, principalmente o músculo estriado esquelético. Quando atingem esses tecidos, os corpos cetônicos são transformados em acetil-CoA para formar a ATP pelo ciclo do ácido cítrico. Em pouca quantidade no sangue, os corpos cetônicos são benéficos, porém, quando produzidos em grande quantidade, originam um fenômeno denominado *cetose*, gerando uma acidose no sangue pela diminuição do potencial de hidrogênio (pH). Ocorre, então, uma depressão do sistema nervoso central levando à desorientação do indivíduo e até ao estado de coma. O sistema respiratório ajuda a regular o pH do fluido corporal estimulando uma hiperventilação, liberando altas quantidades de gás carbônico (CO_2), que influencia a eliminação do excesso de íons hidrogênio (H^+) e leva o pH do sangue a níveis normais. O aumento do pH inibe a respiração e, com a diminuição da atividade de ventilação, ocorre um aumento das taxas de CO_2 no sangue, o qual vai reagir com a água do plasma sanguíneo para originar o ácido carbônico responsável por equilibrar o pH.

Figura 3.2 Atividade indicando a atividade dos corpos cetônicos

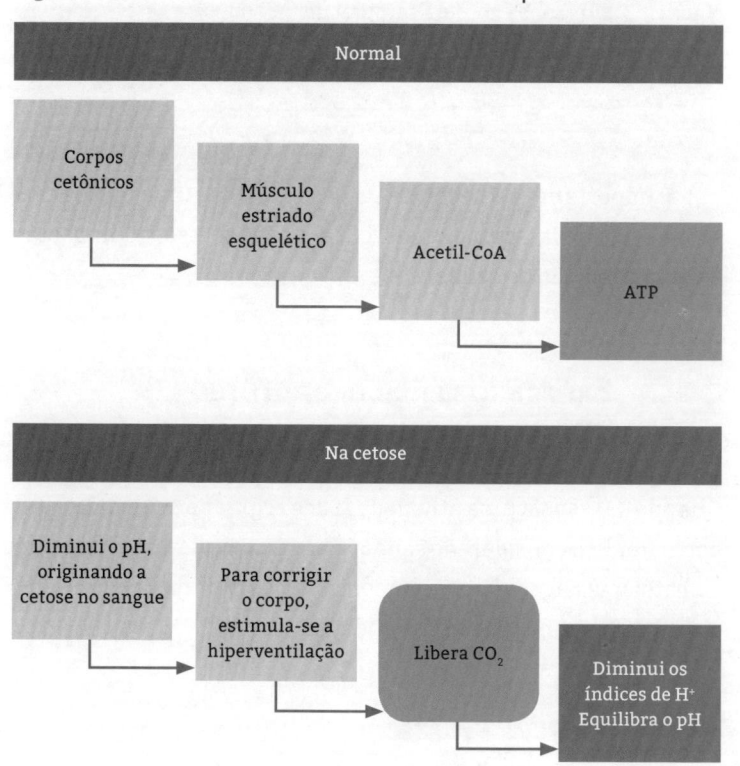

Normal

Corpos cetônicos → Músculo estriado esquelético → Acetil-CoA → ATP

Na cetose

Diminui o pH, originando a cetose no sangue → Para corrigir o corpo, estimula-se a hiperventilação → Libera CO_2 → Diminui os índices de H^+ Equilibra o pH

3.2.2 Taxa metabólica

Podemos definir como **taxa metabólica** a quantidade total de energia sintetizada e que será utilizada pelo organismo para realizar suas atividades por uma unidade de tempo, que pode ser medida em horas, dias, minutos etc.

A absorção de energia diária acontece na mesma proporção do gasto diário. Se essa simetria não for respeitada, o indivíduo pode ter aumento ou diminuição de massa corporal. Por esse motivo, o ajuste na quantidade de quilocalorias ingeridas é importante para o controle da massa, assim como a proporção de gorduras. Conforme mostra a Figura 3.3, a seguir, a quantidade de gordura de um indivíduo provém de sua dieta e da gordura já armazenada em seu corpo.

Figura 3.3 Origem da gordura corporal do indivíduo

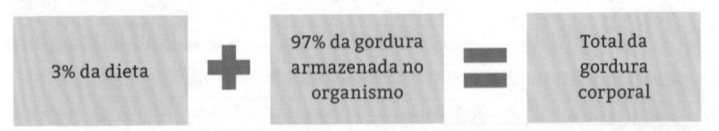

| 3% da dieta | + | 97% da gordura armazenada no organismo | = | Total da gordura corporal |

É importante perceber a relação entre o que uma pessoa consome e o que ela gasta em energia e o quanto isso vai impactar em sua condição de saúde.

3.3 Exercício físico e síndrome metabólica (SM)

Quando se associa uma atividade física regular e orientada a um perfil lipídico considerado saudável, o risco de desenvolvimento de patologias ligadas aos volumes lipídicos diminui, permitindo ao indivíduo uma vida mais saudável.

A síndrome metabólica é representada por um conjunto de fatores de risco cardiovascular, usualmente relacionada à resistência insulínica ([...]), que, segundo a International Diabetes Federation (IDF) ([...]), agrega, além da obesidade abdominal, mais dois dos seguintes componentes: hipertrigliceridemia, baixo colesterol de alta densidade (HDL-c), pressão arterial e glicemia de jejum elevadas. (Pontes; Amorim; Lira, 2016, p. 122)

Sabe-se que os níveis dos diferentes tipos de lipídios e lipoproteínas encontrados no sangue de pacientes são fatores determinantes para o desenvolvimento de doenças coronarianas e outras patologias que resultam desses fatores.

O Quadro 3.1 mostra as indicações de exercícios físicos para pessoas com SM. Com a prática da atividade física de forma regular, cumprindo um programa estabelecido por um profissional competente, verifica-se um aumento nas taxas de HDL e uma redução dos valores de colesterol total nas LDL e de triglicerídios no sangue.

Quadro 3.1 Exercícios físicos e SM

Frequência	De 3 a 5 vezes por semana.
Intensidade	Moderada
Duração	De 30 a 60 minutos, conforme condições do aluno.
Aptidão física	Aptidão cardiorrespiratória, resistência muscular, força e flexibilidade para as atividades da vida diária (AVDs).
Atenção!	"Pacientes acima de 35 anos com SM – uma avaliação clínica e ergométrica (teste de esforço) é recomendada, antes do início das atividades físicas [...]. Participantes de programa de exercício físico individualizado – o teste ergométrico ou ergoespirométrico é obrigatório" (Brandão et al., 2005, p. 11).
Não esquecer	Exercícios aeróbios e exercícios de resistência muscular localizada.

3.4 Epidemiologia e fisiologia da doença vascular periférica (DVP)

De acordo com a Figura 3.4, a seguir, os vasos sanguíneos sofrem alterações em sua estrutura em razão de mudanças no metabolismo do indivíduo.

Figura 3.4 Estrutura dos vasos sanguíneos

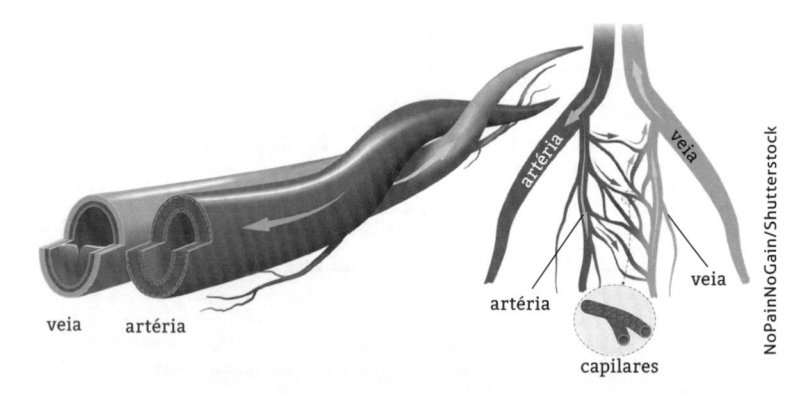

veia   artéria   artéria   veia
                                         capilares

NoPainNoGain/Shutterstock

As DVPs são caracterizadas por um grupo de diferentes doenças e síndromes responsáveis por afetar o sistema composto por artérias, veias e vasos linfáticos. Essas enfermidades dificultam de forma significativa a circulação sanguínea porque criam um estreitamento e, por consequência, uma obstrução dos vasos que levam o sangue ou a linfa para membros superiores e inferiores, prejudicando a circulação normal.

As DVPs arteriais acometem as artérias e são responsáveis pela formação de placas ateroscleróticas ou ateromas. Apresentam como sintomas: claudicação intermitente, dor (mesmo durante o repouso), aumento da temperatura local e vermelhidão na região afetada (doença de Raynaud) e, por fim, lesões tróficas. Os sintomas das DVPs que atingem as veias, por sua vez, são mais comuns nos membros inferiores e começam com o aparecimento de veias dilatadas, que passam a ser denominadas *varizes*, com quadros de fortes dores, levando ao surgimento de edemas com lesões tróficas e tromboses venosas (Silva; Nahas, 2002).

Os casos de DVPs tornam-se mais graves com a idade. Após os 50 anos, tanto homens quanto mulheres podem apresentar graves doenças relacionadas a problemas cardiovasculares. Nas mulheres, em virtude de alguns elementos que favorecem o aparecimento de DVPs, é mais comum de serem diagnosticadas doenças vasculares inflamatórias e tromboses venosas. No estudo da prevalência das DVPs arteriais, verifica-se que, em muitos casos, não constam sintomas aparentes. As alterações circulatórias são responsáveis pelo aumento do risco de morbidade e de morte por doenças cardiovasculares. Também é possível relacionar as DVPs a complicações significativas em outras doenças já presentes no paciente, como vários tipos de câncer, doenças renais e pulmonares (Silva; Nahas, 2002).

Nas DVPs, diferenciam-se dois grupos de fatores. Os considerados de risco fixo, como o sexo, a idade e a hereditariedade, e os de risco modificáveis, como o tabagismo – por influenciar negativamente a circulação sanguínea –, o sedentarismo e a obesidade (Silva; Nahas, 2002).

A DVP é caracterizada pela obstrução dos vasos periféricos, normalmente provocada por uma placa lipídica. Consequentemente, o fluxo de sangue na região distal a essa obstrução fica reduzido.

A claudicação intermitente é um dos primeiros sintomas da DVP. Caracteriza-se por parestesia ou por quadro álgico em membros inferiores, que ocorre durante a caminhada, que se alivia quando o indivíduo está em repouso, conforme a Figura 3.5.

Figura 3.5 Elementos que indicam a presença de DVPs

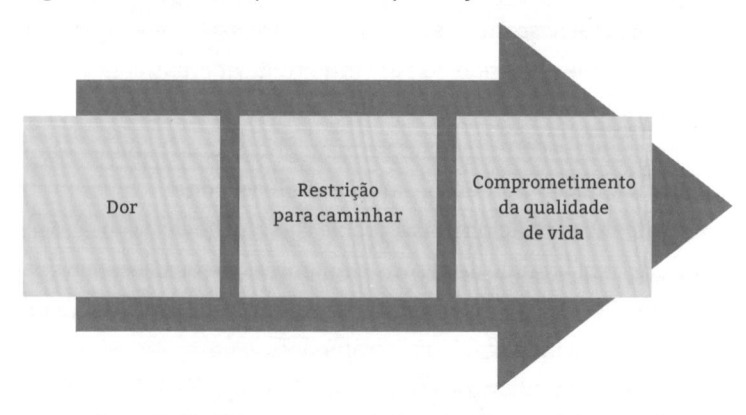

[Dor] → [Restrição para caminhar] → [Comprometimento da qualidade de vida]

A insuficiência venosa crônica (IVC), também conhecida como *obstrução venosa*, de acordo com Samora et al. (2014, p. 66), "é uma anormalidade do funcionamento do sistema venoso em razão de uma incompetência valvular que pode ou não ocorrer associada à obstrução do fluxo venoso". Essa doença caracteriza-se por uma série de sinais e sintomas e é decorrente de uma dificuldade na circulação venosa, de uma anormalidade das válvulas venosas ou de ambas as situações. A incidência também pode estar relacionada à presença de um ou de mais destes fatores: histórico familiar de varizes ou insuficiência venosa crônica; história pessoal de trauma em membro inferior; obesidade; idade; gênero feminino; quantidade de gestações.

Dessa forma, trata-se de uma enfermidade de interesse epidemiológico, uma vez que pode gerar altos custos de diagnóstico e tratamento, também causando comorbidades, principalmente se estiver associada a um estilo de vida sedentário. Uma das consequências a longo prazo da IVC pode ser o enfraquecimento dos músculos gastrocnêmios, diminuindo, assim, a função de bomba de retorno venoso. Como apontam Samora et al. (2014, p. 66), a "insuficiência venosa crônica (IVC) tem incidência maior a partir da terceira década de vida".

3.5 Exercício físico na doença vascular periférica (DVP)

Assim como em outras complicações crônicas, o profissional de educação física deve ter em mente estratégias que contribuam para uma mudança de estilo de vida, no qual a pessoa mantenha uma rotina de exercícios diários, aumentando seu desempenho físico, de forma que haja diminuição dos fatores de risco ao surgimento de doenças. Nesse sentido, o programa de exercícios deve fazer parte do tratamento. Por isso, conhecer o histórico do tratamento médico e outros que o aluno possa estar fazendo é de extrema importância.

Segundo Silva e Nahas (2002, p. 57), citando Gardner e Poehlman, "os exercícios físicos devem fazer parte do padrão de cuidados médicos em pacientes com claudicação intermitente".

Dessa forma, a indicação de exercícios para pacientes que apresentam condições crônicas de saúde tem como objetivo aumentar o desempenho físico e reduzir os fatores que levam a riscos de contração de doenças, promovendo a saúde e melhorando a qualidade de vida. Para isso, deve-se utilizar estratégias que garantam a permanência dos benefícios dos exercícios. Conforme Gardner e Poehlman (citados por Silva; Nahas, 2002), o programa elaborado para a realização de exercícios que melhoram a vida dos indivíduos com DVPs deve cumprir um tempo de duração nunca menor do que um semestre. Os benefícios para os pacientes de DVPs após a prática de exercícios podem ser:

- Progresso na capacidade de caminhar, com aumento gradativo da distância percorrida, da velocidade e do tempo de caminhada em relação ao início da atividade.
- Aumento do fluxo sanguíneo periférico, pois ocorrem modificações na circulação lateral.
- Melhora do metabolismo relacionado ao movimento do músculo esquelético.

- Diminuição da dor.
- Evolução da qualidade de vida e do bem-estar do paciente.
- Redução no surgimento de fatores que levam ao desenvolvimento de doenças cardiovasculares.

Vários programas incentivam as pessoas com DVP a realizar exercícios para reduzir os sintomas relacionados à claudicação intermitente, como cãibras, tensão, cansaço e calor na região afetada. Outros benefícios são alcançados quando ocorrem a melhoria do sistema cardiovascular e o controle da redução de fatores que geram riscos (obesidade, hipertensão, hipercolesterolemia e hiperglicemia). Para o resultado positivo do programa de exercícios indicados a pacientes em condições crônicas das doenças cardiovasculares, os testes físicos e o conjunto de atividades avaliativas da saúde de cada indivíduo são de grande importância. Para a realização da avaliação inicial, deve ser realizada uma anamnese do paciente, incluindo o histórico de saúde e os exames laboratoriais, para garantir um diagnóstico preciso e uma prescrição correta das atividades.

Silva e Nahas (2002) apontam que um programa de exercícios realizado por um longo período pode contribuir para a redução de fatores de risco, além de melhorar a qualidade de vida do indivíduo. Além disso, a prática regular de atividades físicas provoca uma melhoria na capacidade de caminhar. Isso contribui para a melhoria do fluxo sanguíneo, com a utilização dos músculos gastrocnêmios como bombas de retorno. Com esses benefícios, o indivíduo tende a sentir-se melhor e mais disposto.

Exercícios como a caminhada são mais recomendados a esses casos porque facilitam variações em sua realização. Também é possível adotar práticas que incluam força e flexibilidade, pois elas são fundamentais para melhorar o desempenho das atividades diárias. Como resultado, o paciente vai apresentar maior autonomia. Quando a escolha das atividades prioriza os exercícios de sobrecarga, deve-se sempre evitar pesos muito elevados.

III Síntese

Neste capítulo, discorremos sobre a epidemiologia e a fisiologia da hipertensão, observando que há alguns dos fatores de risco da pressão alta não são modificáveis, como idade e gênero, enquanto outros o são, como obesidade, ingestão excessiva de sal e sedentarismo, todos diretamente relacionados ao estilo de vida.

Nesse contexto, o consumo exagerado de sal pode elevar a absorção de água do intestino para a circulação sistêmica. Esse evento, além de ser um fator de risco para a pressão alta, está associado a cardiopatias e a complicações renais.

Abordamos, na sequência, as dislipidemias, que são as alterações observadas nos valores dos níveis séricos dos lipídios do organismo. Vimos que essas substâncias são moléculas compostas por carbono, hidrogênio e oxigênio. Em alguns casos, também podem ser encontrados fósforo e nitrogênio.

Os lipídios são considerados as moléculas principais na função de reserva energética e podem ser metabolizadas quando é necessário produzir energia para atividades físicas. A principal característica desses elementos é a insolubilidade total ou parcial na água, e podem ser encontrados sob a forma de vitaminas lipossolúveis, esteroides, colesterol, fosfolipídios e triglicerídios.

Mais adiante, verificamos a definição de *taxa metabólica*, que é a quantidade de energia total sintetizada e utilizada pelo organismo por unidade de tempo. Nesse contexto, observamos que a absorção diária de energia deve ocorrer na mesma proporção que gasto diário de energia. Se essa equivalência não for respeitada, o indivíduo pode ter aumento ou diminuição de massa corporal. Por esse motivo, o ajuste da quantidade de quilocalorias ingeridas é importante, assim como a quantidade de gorduras consumidas.

Também comentamos que os níveis dos diferentes tipos de lipídios e lipoproteínas encontrados no sangue de pacientes são fatores determinantes para o desenvolvimento de doenças coronarianas e outras patologias. Porém, com a prática da atividade física de forma regular, cumprindo um programa estabelecido por um profissional competente, é possível verificar um aumento das lipoproteínas de alta densidade e uma redução dos valores de colesterol total nas lipoproteínas de baixa densidade e de triglicerídios no sangue. Por isso, analisamos a prescrição de exercícios para pessoas com SM.

Por fim, investigamos as DVPs superficiais, que são caracterizadas por um grupo de diferentes doenças e síndromes responsáveis por afetar o sistema composto por artérias, veias e vasos linfáticos. Assim como ocorre em outras complicações crônicas, deve-se ter em mente estratégias que contribuam para uma mudança de estilo de vida, em que a pessoa mantenha uma rotina de exercícios diários, aumentando seu desempenho físico, de forma que ocorra uma diminuição dos fatores de risco.

Assim, um programa de atividades físicas deve fazer parte do tratamento. Nesse ponto, comentamos o quanto é importante conhecer o histórico de saúde do paciente. Para ele, são indicados exercícios de amplitude articular, principalmente os que envolvem movimentos de planti e dorsiflexão de tornozelo, para estimular a contração dos músculos gastrocnêmios, que auxiliam, como bomba, o retorno circulatório. São exemplos dessas atividades: caminhadas, natação e hidroginástica.

■ *Atividades de autoavaliação*

1. Quando se observa um aumento no volume total de sangue, também ocorre um aumento do débito cardíaco, o qual passa a pressionar o sangue por meio dos capilares teciduais, levando a uma diminuição do calibre dos esfíncteres pré-capilares. Essa série de eventos resulta no aumento do débito cardíaco e da resistência periférica dos vasos, causando a pressão alta.

Nesse sentido, são considerados fatores modificáveis, tanto na prevenção quanto no tratamento da hipertensão arterial:

a) obesidade, ingestão excessiva de sal e sedentarismo, todos diretamente relacionados a um estilo de vida considerado não saudável.
b) atividade física, idade e taxa metabólica.
c) idade e ingestão excessiva de sal.
d) obesidade, ingestão excessiva de sal e idade.

2. A insuficiência venosa crônica (IVC), também conhecida como *obstrução venosa*, apresenta uma série de sintomas causados pela dificuldade na circulação venosa, pela anormalidade das válvulas venosas ou por ambas. A prevalência dessa doença pode ser aumentada com a presença dos seguintes fatores:

a) Obesidade, número de gestações, bons hábitos alimentares, trauma de membros inferiores.
b) Varizes, trauma de membro superior, idade, estilo de vida ativo.
c) Número de gestações, obesidade, idade, bons hábitos alimentares.
d) Histórico familiar de varizes, obesidade, idade, número de gestações.

3. A indicação de exercícios para pacientes que apresentam condições crônicas de saúde tem como objetivo aumentar seu desempenho físico e reduzir os fatores que levam a riscos, promovendo-lhes a saúde e melhorando sua qualidade de vida. Assinale a alternativa que **não** apresenta um benefício do exercício para os pacientes de DVPs:

a) Melhora na capacidade de caminhar com aumento gradativo da distância, da velocidade e do tempo de caminhada em relação ao início da atividade.
b) Aumento do fluxo sanguíneo periférico, porque ocorrem modificações na circulação colateral.

c) Piora do metabolismo relacionado ao movimento do músculo esquelético.

d) Diminuição da dor.

4. Dislipidemias são alterações observadas nos valores dos níveis séricos dos lipídios do organismo. Essas alterações são relacionadas a:

a) perfil lipídico do colesterol total acima do valor normal, triglicerídios com valores altos, colesterol de HDL com valores baixos e níveis de colesterol LDL elevados.

b) triglicerídios com valores altos.

c) colesterol de HDL com valores baixos.

d) baixos níveis de colesterol de LDL-C.

5. Pode-se definir como *taxa metabólica* a quantidade de energia total sintetizada e que será utilizada pelo organismo para qual tipo de atividade?

a) Atividades da vida diária, pois a energia produzida é transformada em tecido adiposo.

b) Atividade do metabolismo celular apenas, principalmente nos casos de caquexia.

c) Atividades metabólicas do organismo, relacionadas por uma unidade de tempo, que pode ser medido em horas, dias ou minutos.

d) Atividade de eliminação do lactato total sintetizado e utilizado pelo organismo por unidade de tempo.

Atividades de aprendizagem

Questões para reflexão

1. Sabemos que, além do coração, que funciona como uma bomba propulsora, a contração dos músculos estriados esqueléticos contribui para a circulação do sangue, favorecendo seu fluxo por entre os vasos sanguíneos. Dessa forma, o músculo gastrocnêmio, por sua localização e por sua ação, funciona como

bomba de retorno para o sangue. Sobre isso, elabore uma revisão sobre a ação do músculo gastrocnêmio auxiliando os vasos da perna como uma bomba de retorno quando acontece a contração. Procure em livros de anatomia a respeito do assunto para rever o fluxo e o retorno do sangue, bem como a posição do músculo em relação às veias da perna.

2. As DVPs são caracterizadas por um grupo de diferentes doenças e síndromes responsáveis por afetar o sistema composto por artérias, veias e vasos linfáticos. São culpadas por dificultar de forma significativa a circulação do sangue, porque favorecem a criação de um estreitamento e, por consequência, de uma obstrução dos vasos que levam o sangue ou a linfa para membros superiores e inferiores, prejudicando a circulação normal. Nas DVPs, é possível diferenciar dois grupos de fatores de risco: i) de risco fixo, como sexo, idade e hereditariedade; e ii) de risco modificável, como tabagismo, dislipidemias, hipertensão, diabetes melito, acidente vascular encefálico, infarto do miocárdio ou doença cardíaca coronariana, sedentarismo e obesidade (Silva; Nahas, 2002). Considerando essas informações, como a caminhada pode contribuir para a melhoria de um quadro de DVP?

Atividade aplicada: prática

1. É muito importante que o professor de Educação Física saiba manusear aparelhos como estetoscópio e esfigmomanômetro. Para praticar – e considerando a importância do controle dos dados com os alunos de grupos especiais –, utilize os dois aparelhos em diferentes pessoas: antes, durante (uma vez, no meio do treino) e após a atividade. Anote as diferenças e reflita sobre os resultados obtidos. Isso vai ajudá-lo a se familiarizar com o equipamento.

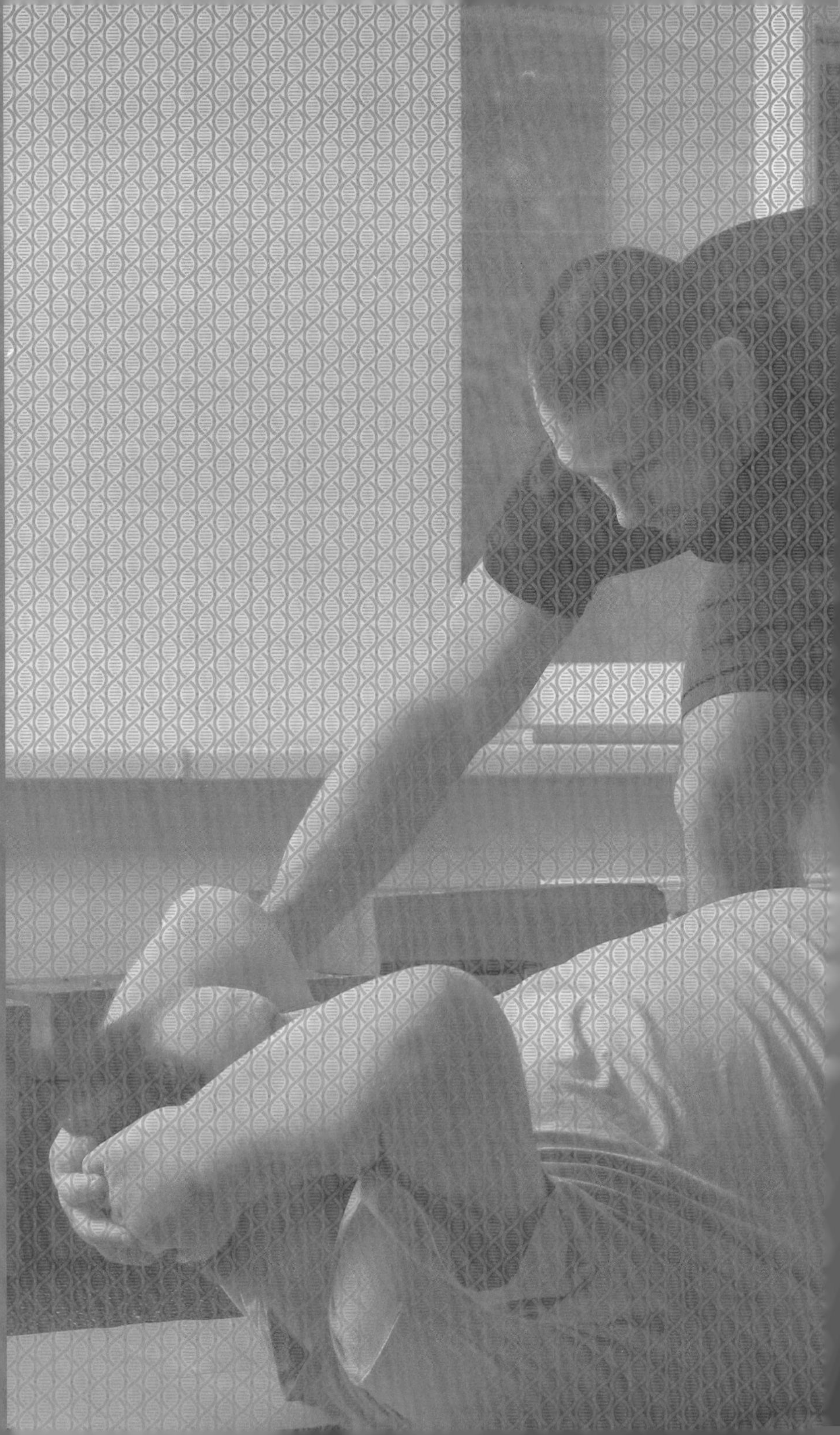

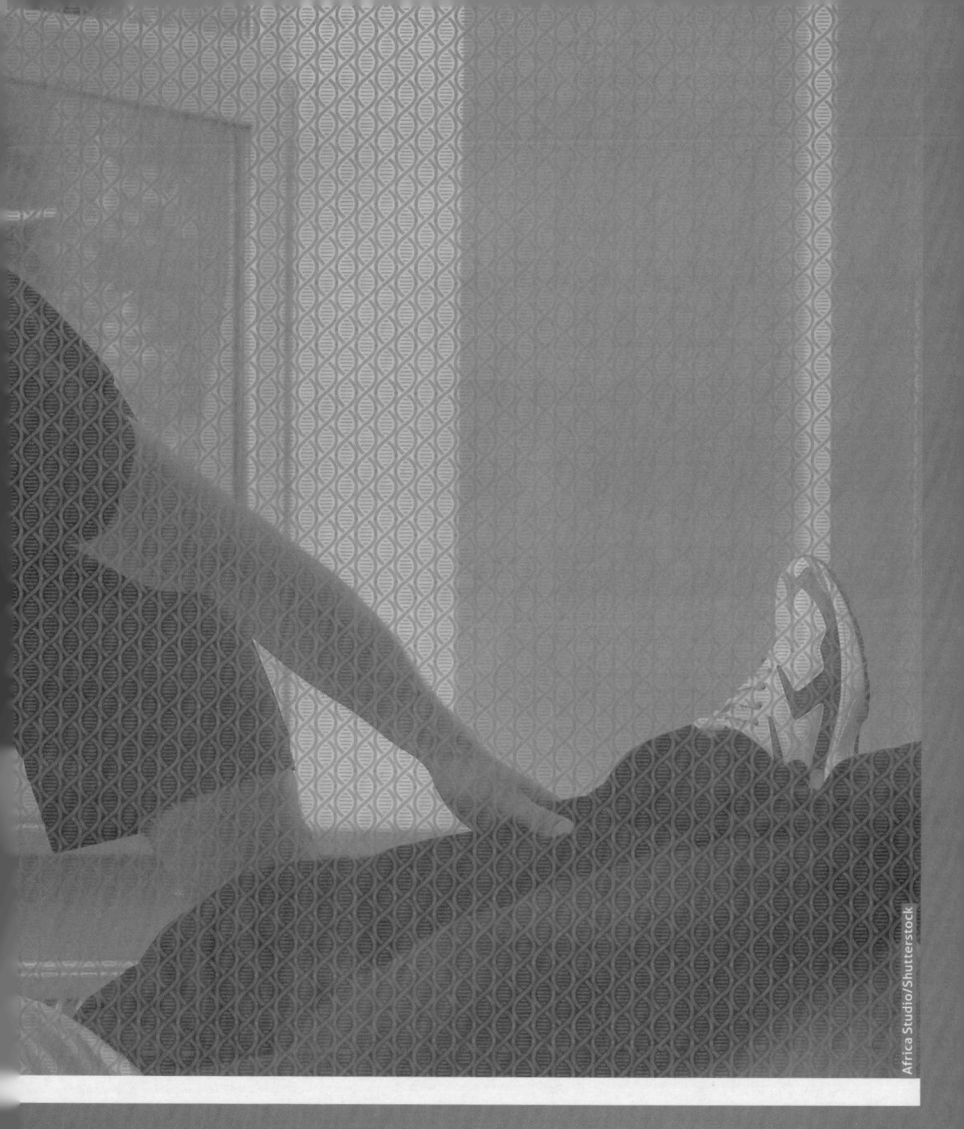

Capítulo 4

Obesidade

A obesidade merece especial atenção porque é um fator de risco para muitas outras doenças crônicas não transmissíveis (DCNTs), além de trazer riscos osteomioarticulares, em virtude da sobrecarga no corpo.

Neste capítulo, vamos analisar a fisiopatologia da obesidade e avaliar as possibilidades de exercícios físicos para indivíduos com essa condição especial de saúde.

Com esse propósito, abordaremos aspectos históricos e epidemiológicos da obesidade para interpretar os riscos que ela traz desde a infância e a adolescência. Para que possamos combatê-la, primeiramente, é preciso compreendê-la. Dessa forma, apresentaremos detalhes da fisiologia da obesidade, bem como seus efeitos no climatério, momento em que as mulheres, além da questão da idade, passam por uma grande mudança hormonal.

Por fim, indicaremos algumas opções de exercícios físicos para casos de obesidade.

4.1 Saúde pública: aspectos históricos e epidemiológicos

Segundo a Organização Mundial da Saúde (OMS), em 2014, em todo o mundo, mais de 1,9 bilhão de adultos com idade igual ou superior a 18 anos tinha excesso de massa. Desse total, mais de 600 milhões eram obesos. Em 2016, 39% dos adultos com idade igual ou superior a 18 anos apresentavam sobrepeso, e aproximadamente 13% eram obesos. Além disso, em 2016, 41 milhões de crianças menores de 5 anos tinham sobrepeso ou eram obesas (WHO, 2017).

> A obesidade é definida como excesso de gordura no organismo associado a riscos para a saúde, envolvendo aspectos comportamentais, sociais e biológicos. O aumento expressivo dessa condição constitui um dos fatores para explicar o aumento das Doenças crônicas não transmissíveis (DCNT), por ser um dos principais fatores de risco para uma série de agravos, como diabetes, doenças cardiovasculares e câncer. (Almeida et al., 2017, p. 116)

A maioria da população mundial vive em países nos quais o excesso de massa corporal e a obesidade matam mais pessoas do que o exagero de perda de massa corporal. Além disso, pesquisas apontam que houve uma duplicação do número de pessoas obesas ou com excesso de massa corporal desde 1980 (WHO, 2017).

Dois aspectos estão relacionados ao aumento da prevalência da obesidade na população mundial: a qualidade da alimentação e a redução da prática de atividade física. Em relação ao primeiro fator, podemos citar o aumento do consumo de alimentos industrializados. Já em relação à atividade física, observamos uma redução do esforço físico em diversos postos de trabalho, atividades de lazer, meios de transporte e atividades domésticas. Muitas horas em frente ao computador em atividades laborais promovem pouco gasto energético e, muitas vezes, sobrecarga em determinados segmentos corporais, além de posturas inadequadas.

Após horas de trabalho na posição sentada, por exemplo, muitas pessoas optam por atividades de lazer em que esse padrão se mantém: assistir a filmes ou utilizar o computador. Enfim, seja no ambiente de educação, seja no trabalho, seja no lazer, muitas pessoas se mantêm na posição sentada durante a maior parte do dia. Conforme comentamos anteriormente, o número de pessoas com excesso de peso vem aumentando em todo o mundo nos últimos anos. No Brasil, a quantidade também vem crescendo, principalmente nos grandes centros. De acordo os indicadores Vigitel Saúde Suplementar, em pesquisa realizada entre 2008 e 2016 pela Vigilância de Fatores de Risco e Proteção para Doenças Crônicas por Inquérito Telefônico (Vigitel), do Ministério da Saúde (MS),

> Os indicadores de excesso de peso e obesidade, por sua vez, aumentaram ao longo do período analisado. A frequência de excesso de peso aumentou em média 0,8 pontos percentuais ao ano, com um percentual de adultos com excesso de peso correspondente a 53,7% da população beneficiária de planos de saúde. Da mesma forma, o percentual de adultos com obesidade aumentou 0,6 pontos percentuais ao ano, passando a representar 17,7% da população. Acompanhando a evolução desfavorável dos indicadores de obesidade, a frequência de beneficiários com diagnóstico médico de diabetes aumentou em média 0,2 pontos percentuais ao ano no período 2008-2016. (Brasil, 2017c, p. 130)

As DCNTs podem demandar uma série de situações, do ponto de vista tanto material quanto humano, por um longo período. De acordo com Coutinho, Gentil e Toral (2008), o MS tem um gasto anual de aproximadamente R$ 7,5 bilhões com todos os procedimentos necessários para o tratamento de DCNTs. Ainda, o perfil alimentar das famílias brasileiras vem apresentando um crescente consumo de alimentos calóricos e industrializados, podendo essa ser uma das causas do aumento no número de pessoas obesas, hipertensas e com mais fatores de risco (Coutinho; Gentil; Toral, 2008).

Organismos internacionais vêm discutindo a necessidade de programas de promoção da alimentação mais saudável, incentivando o consumo de produtos naturais e a redução do uso de produtos industrializados. O incentivo a uma alimentação saudável pode ser uma importante ferramenta na prevenção de algumas DCNTs.

As consequências decorrentes da alimentação inadequada aparecem em qualquer época da vida, como mostra a Figura 4.1, aumentando o risco de ocorrência de casos de hipertensão, cardiopatias, síndrome metabólica, resistência insulínica etc.

Figura 4.1 Enfoque do curso da vida no desenvolvimento da transição nutricional

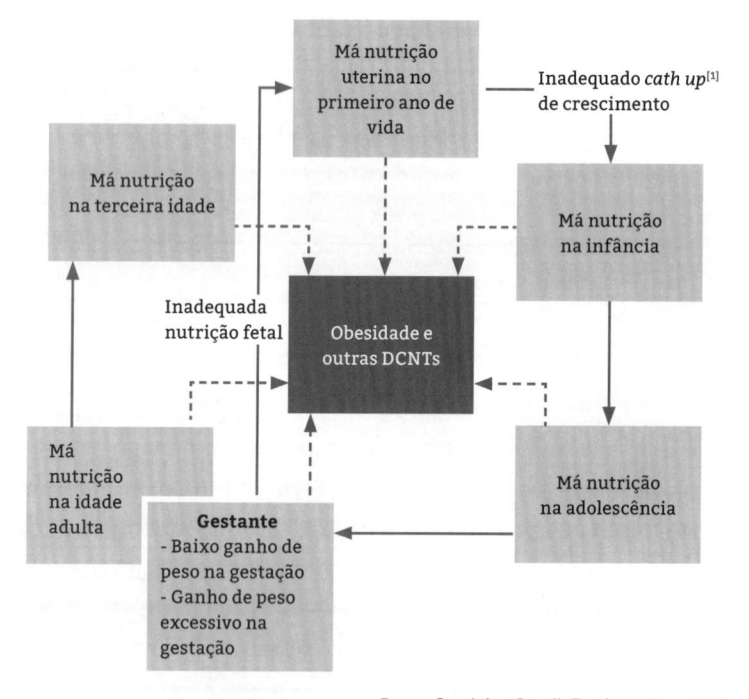

```
                    Má nutrição
                    uterina no          ——— Inadequado cath up[1]
                    primeiro ano de         de crescimento
                    vida

    Má nutrição
    na terceira idade
                                                Má nutrição
                                                na infância

            Inadequada
            nutrição fetal    Obesidade e
                              outras DCNTs

   Má
   nutrição
   na idade                                    Má nutrição
   adulta        Gestante                      na adolescência
                 - Baixo ganho de
                 peso na gestação
                 - Ganho de peso
                 excessivo na
                 gestação
```

Fonte: Coutinho; Gentil; Toral, 2008, p. 5336.

---

[1] *Catch up* significa "alcance".

Indicadores de obesidade central, como a circunferência da cintura (CC) e a razão cintura-quadril (RCQ), associam-se fortemente ao volume de tecido adiposo visceral (TAV) e são considerados fatores de risco importantes para o aumento da incidência de insuficiência cardíaca (IC), assim como de mortalidade na população em geral.

Esses indicadores estão relacionados positivamente à quantidade de TAV e de distúrbios cardiometabólicos. Tem sido discutida a magnitude da associação entre obesidade abdominal e prognóstico da IC, de forma semelhante ao que ocorre com o índice de massa corporal (IMC)[2]. Além do incentivo a uma alimentação saudável, a atividade física é um meio não medicamentoso bastante eficiente em relação à prevenção e ao tratamento da obesidade.

Cassidy et al. (2017) realizaram um estudo no Reino Unido em que foi avaliada a relação entre a prática da atividade física, o tempo gasto assistindo à TV e a duração do sono em grupos de indivíduos com diferentes índices de IMC. Os resultados apontaram que esses comportamentos estão realmente vinculados, sendo que adultos obesos tendem a apresentar baixo nível de atividade física, passam muitas horas em frente à TV e têm dificuldade para dormir, em comparação com adultos com massa corporal dentro dos padrões considerados adequados.

Ainda no estudo de Cassidy et al. (2017), foi constatado que indivíduos com IMC menor do que ou igual a 35 estão de 2 a 3 vezes mais propensos a reportar baixos níveis de atividade física em comparação com adultos que apresentam massa corporal normal. Além disso, foi constatada uma forte relação entre a atividade física e a circunferência de cintura.

As diretrizes do Reino Unido para a obesidade indicam que os adultos devem limitar em duas horas diárias o tempo que ficam

---

[2] Conforme comentamos anteriormente, um dos indicadores utilizados para identificar excesso de massa corporal e obesidade é o IMC.

sentados assistindo à TV. Porém, os resultados apontam que mais de metade dos adultos com sobrepeso e obesidade excedem esse limite diário.

Um fator que deve ser levado em conta como mecanismo que favorece a obesidade é a insônia. Em pessoas obesas ou com sobrepeso, o sono curto pode causar uma disfunção na atividade metabólica. Além disso, os obesos que apresentam sono longo não têm disposição nem potencial para a atividade física. Com esses dados, podemos afirmar que um sono saudável, associado a hábitos de vida com atividade física, pode ser um fator modificável para inibir a obesidade e o sobrepeso. Como a primeira é considerada uma doença de etiologia multicausal, todos os comportamentos de risco devem ser evitados, como a ausência de prática de atividade física, as muitas horas em frente ao computador ou à TV e a má qualidade do sono, pois, como mostrou o estudo de Cassidy et al. (2017), indivíduos que têm comportamentos são os que apresentam maior IMC.

Outra pesquisa foi realizada por Mendes et al. (2017) com o objetivo de identificar os aspectos facilitadores e os que atuam como barreira para a adoção de um programa de exercícios para o tratamento da diabetes melito (DM) tipo 2. Por um lado, motivação para aprender; incentivo familiar; interação afetiva; melhoria da saúde e qualidade de vida; prazer da atividade física; e orientação profissional apareceram como incentivadores. Por outro, são considerados barreiras para a prática da atividade física: dificuldades financeiras, problemas familiares, falta de informação, desgaste no preenchimento de formulários e complicações de saúde.

Também foi comprovado que, quando o paciente entra em contato com experiências e relatos de outros indivíduos em situações semelhantes às vividas por ele, existe maior motivação para realizar as mudanças necessárias em sua vida (Mendes et al., 2017).

Individualmente, as pessoas podem adotar uma alimentação mais saudável com o aumento do consumo de frutas, legumes, verduras e grãos integrais, além de praticar atividades físicas regulares – 60 minutos por dia para crianças e 150 minutos espalhados pela semana para adultos. Porém, essa responsabilidade individual só pode ser cobrada quando as pessoas tiverem acesso a um estilo de vida saudável. Assim, cabe aos gestores públicos apoiar os indivíduos para adotar as recomendações de uma vida com mais qualidade, com políticas que tornem a atividade física uma prática regular, por exemplo (WHO, 2017).

4.1.1 Diabetes melito tipo 2

A obesidade é considerada uma das doenças mais verificadas na atualidade do cenário mundial, podendo tomar proporções de pandemia. Como resulta de uma série de alterações fisiológicas no organismo, pode acarretar problemas cardiovasculares, metabólicos, alterações significativas na quantidade e na estrutura do tecido adiposo, inflamações sistêmicas e, por fim, como consequência de todos esses efeitos, diabetes melito tipo 2 (DM2).

No Brasil, segundo Mendes et al. (2017), a população está longe de apresentar níveis saudáveis, porque há um número bem significativo de casos de DM, dentre os quais 14,3 milhões atingem adultos e 3,2 milhões ainda não têm um diagnóstico preciso.

A DM2 também tem fatores ligados à herança genética. Uma vez diagnosticada essa patologia, o paciente passa a gerar um gasto muito significativo para si e para a sociedade, tendo que dispor de verbas para custear a medicação, que é de uso constante, e para bancar complicações que podem se desenvolver ao longo do tratamento, como internamento, afastamento do ambiente de trabalho por muitos dias, aposentadoria precoce por invalidez e, por fim, morte, que pode ser bastante prematura. Estima-se que, no Brasil, foram gastos em torno de 22 bilhões de dólares em tratamentos de pacientes com DM2 no ano de 2015 (Mendes et al., 2017).

Depois de considerar a etiologia da doença, o paciente passa a necessitar da atenção especial de uma equipe multidisciplinar que cuide da manutenção dos medicamentos, dando suporte psicológico para ele e para sua família. Além disso, ele precisa adquirir a prática da alimentação saudável. Caso a enfermidade esteja em desenvolvimento, a equipe multidisciplinar deve atuar na promoção e na recuperação do paciente, objetivando o retorno do enfermo à condição mais branda da doença e evitando gastos que advêm de tratamentos de longa duração e da fase terminal da doença (Mendes et al., 2017).

Como o tratamento exige do paciente uma mudança significativa em hábitos já bem enraizados em seu cotidiano, é comum que ocorram desistências. Por esse motivo, quanto mais fácil for para o indivíduo ter acesso à terapêutica, mais rapidamente começará a se esboçar uma melhora significativa no quadro patológico. Por isso, cabe à equipe de atendimento desenvolver terapias e estimular a adesão por parte do paciente, fornecendo a ele, gratuitamente, os medicamentos. O esclarecimento acerca da importância do tratamento correto, cumprindo todas as fases de sua evolução, faz com que o paciente se responsabilize pela própria saúde. Com isso, as chances de um resultado bem-sucedido aumentam consideravelmente (Mendes et al., 2017).

Vale ressaltar que não adianta apresentar bons projetos de tratamento se eles não forem permeados por estudos constantes que garantam a efetividade e o resultado das ações propostas. Com o objetivo de garantir um bom entendimento dos participantes e ter a certeza de suas adesões aos projetos – e das eficácias destes –, os programas criados pelo SUS funcionam como facilitadores dos processos, buscando estimular os pacientes a segui-los por longos períodos (Mendes et al., 2017).

4.2 Infância e adolescência

A obesidade tem etiologia multicausal e é um problema de saúde pública em todo o mundo que precisa ser enfrentado e combatido; caso contrário, o número de adultos obesos e as consequências desse quadro só vão se agravar.

Em virtude do aumento do número de pessoas obesas, há mais interesse pelos efeitos do ganho de massa excessivo na infância. Soares e Petroski (2003, citados por Andrade, 2010) investigaram a prevalência da obesidade infantil, buscando identificar a etiologia e as ações de intervenção nos dez anos anteriores ao aparecimento da doença e como isso repercutiu em relação ao quadro existente na época. O estudo apontou que a obesidade é uma das DCNTs que mais vêm crescendo em todo o mundo. Essa dinâmica pode estar relacionada a vários fatores, entre os quais o desmame precoce, a introdução de alimentos inadequados e a inatividade física. Certo é que a obesidade tem origem multifatorial e tanto sua prevenção quanto seu tratamento não são tão simples. Por isso, são necessárias ações constantes e que alcancem todas as faixas etárias e classes sociais (Andrade, 2010).

É provável que, em 2016, aproximadamente 41 milhões de crianças com menos de 5 anos apresentavam excesso de massa ou obesidade. O problema vem aumentando em países de baixa, média e alta renda. Na África, por exemplo, o número de crianças com sobrepeso ou obesidade praticamente duplicou desde o ano 2000 (WHO, 2017).

Na infância, é comum haver sobrepeso em virtude do desequilíbrio entre o consumo excessivo de alimentos industrializados e a pouca prática de atividades físicas. Existem muitos empecilhos para resolver essa relação inadequada, por exemplo, o excesso de calorias vazias consumidas e a dificuldade de acesso a locais apropriados para a prática de atividade física: não basta haver uma praça – são necessárias condições sanitárias e de segurança, boas vias de acesso, disponibilidade de pessoas para acompanhar as crianças, entre outros.

O IMC é um indicador simples de sobrepeso e obesidade. Entretanto, para as crianças, a idade precisa ser considerada ao definirem-se o excesso de massa e a obesidade. A Figura 4.2 e o Quadro 4.1, a seguir, apontam os valores utilizados para identificar as condições de obesidade, sobrepeso, risco de sobrepeso, IMC adequado para a idade, magreza ou magreza acentuada para **meninas** de 0 a 2 anos.

Figura 4.2 IMC de meninas de 0 a 2 anos

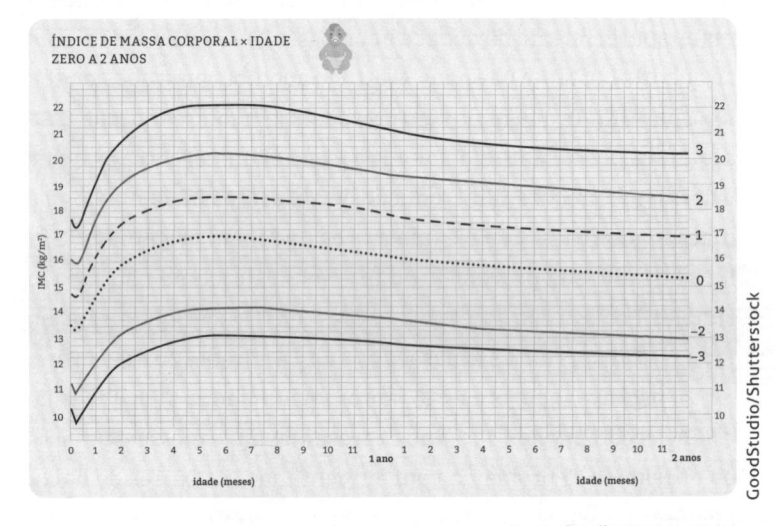

Fonte: Brasil, 2017a, p. 70-71.

Quadro 4.1 IMC de meninas de zero a 2 anos: escores z

Escore z com valor maior do que +3	Obesidade
Escore z com valores entre +2 e +3	Sobrepeso
Escore z com valores entre +1 e +2	Risco de sobrepeso
Escore z com valores entre +1 e −2	IMC adequado para a idade
Escore z com valores entre −2 e −3	Magreza
Escore z com valor menor do que −3	Magreza acentuada

Fonte: Elaborado com base em Brasil, 2017a.

A Figura 4.3 e o Quadro 4.2 mostram os valores para meninas de 2 a 5 anos.

Figura 4.3 IMC de meninas de 2 a 5 anos

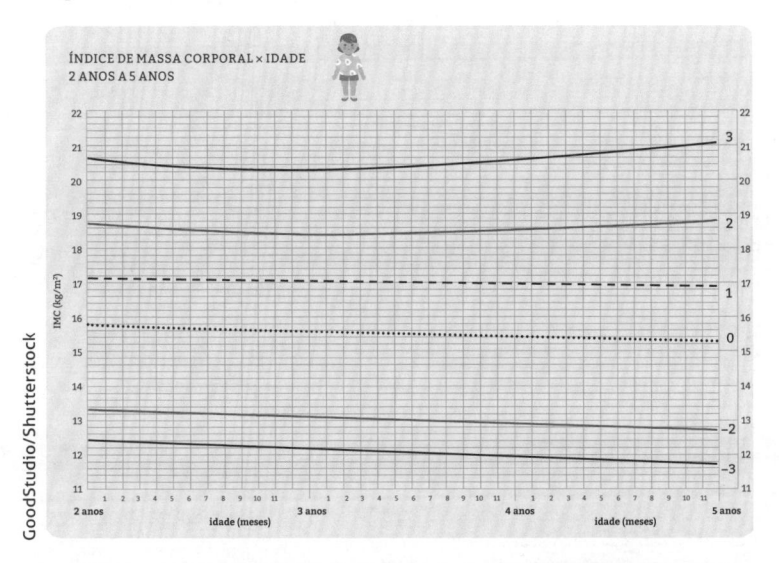

Fonte: Brasil, 2017a, p. 72-73.

Quadro 4.2 IMC de meninas de 2 a 5 anos: escores z

Escore z com valor maior do que +3	Obesidade
Escore z com valores entre +2 e +3	Sobrepeso
Escore z com valores entre +1 e +2	Risco de sobrepeso
Escore z com valores entre +1 e −2	IMC adequado para a idade
Escore z com valores entre −2 e −3	Magreza
Escore z com valor menor do que −3	Magreza acentuada

Fonte: Elaborado com base em Brasil, 2017a.

A Figura 4.4 e o Quadro 4.3 tratam dos valores para meninas de 5 a 10 anos.

Figura 4.4 IMC de meninas de 5 a 10 anos

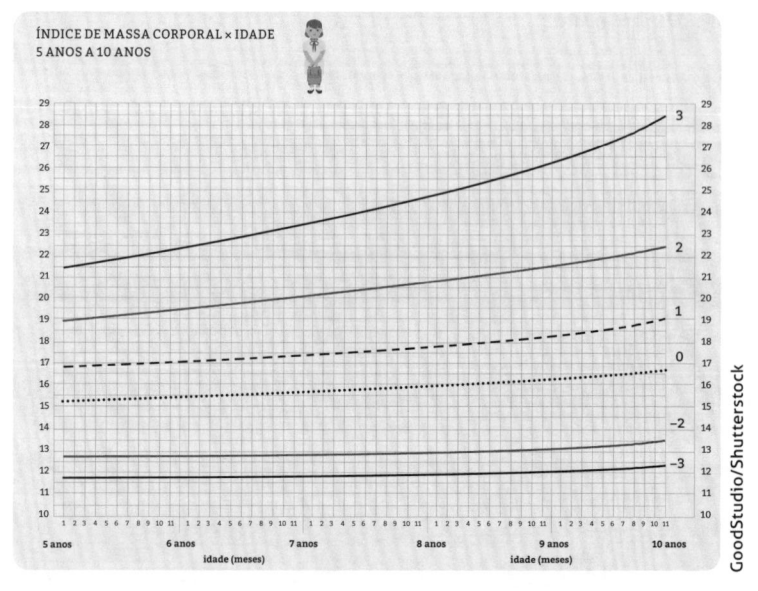

ÍNDICE DE MASSA CORPORAL × IDADE
5 ANOS A 10 ANOS

Fonte: Brasil, 2017a, p. 74-75.

Quadro 4.3 IMC de meninas de 5 a 10 anos: escores z

Escore z com valor maior do que +3	Obesidade
Escore z com valores entre +2 e +3	Sobrepeso
Escore z com valores entre +1 e +2	Risco de sobrepeso
Escore z com valores entre +1 e −2	IMC adequado para a idade
Escore z com valores entre −2 e −3	Magreza
Escore z com valor menor do que −3	Magreza acentuada

Fonte: Elaborado com base em Brasil, 2017a.

A Figura 4.5 e o Quadro 4.4 trazem informações referentes a meninas de 10 a 19 anos.

Figura 4.5 IMC de meninas de 10 a 19 anos

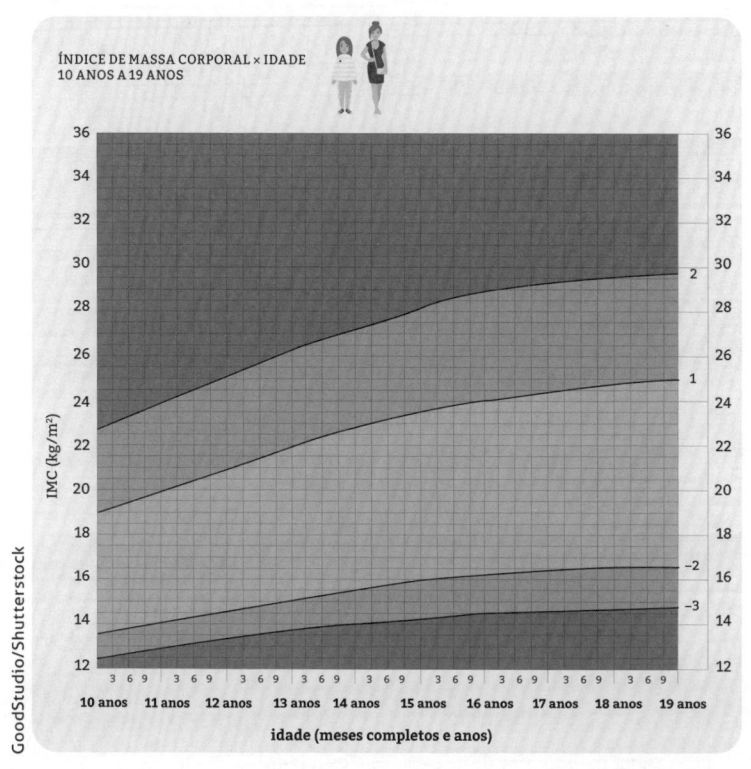

ÍNDICE DE MASSA CORPORAL × IDADE
10 ANOS A 19 ANOS

idade (meses completos e anos)

Fonte: Brasil, 2013, p. 17.

Quadro 4.4 IMC de meninas de 10 a 19 anos: escores z

Escore z com valor maior do que +2	Obesidade
Escore z com valores entre +1 e +2	Sobrepeso
Escore z com valores entre +1 e −2	Eutrofia
Escore z com valores entre −2 e −3	Magreza
Escore z com valor menor do que −3	Magreza acentuada

Fonte: Elaborado com base em Brasil, 2013.

A Figura 4.6 e o Quadro 4.5 apontam os valores utilizados para identificar a situação de obesidade, sobrepeso, risco de sobrepeso,

IMC adequado para a idade, magreza ou magreza acentuada para meninos de 0 a 2 anos.

Figura 4.6 IMC de meninos de 0 a 2 anos

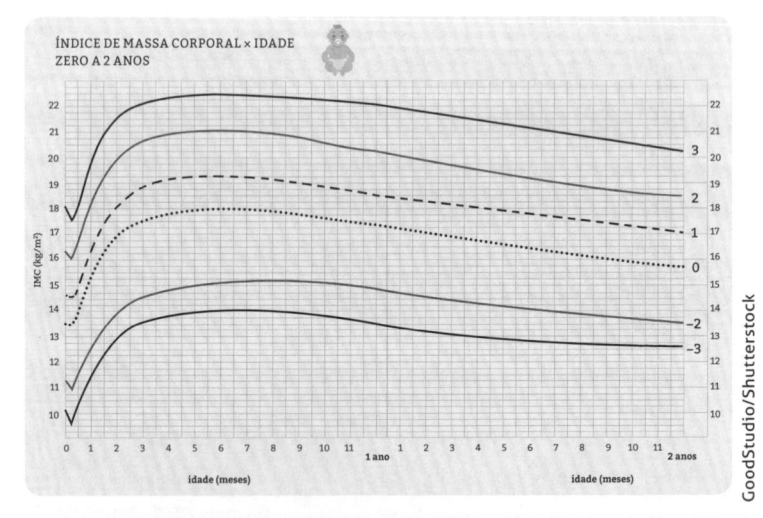

Fonte: Brasil, 2017b, p. 70-71.

Quadro 4.5 IMC de meninos de 0 a 2 anos: escores z

Escore z com valor maior do que +3	Obesidade
Escore z com valores entre +2 e +3	Sobrepeso
Escore z com valores entre +1 e +2	Risco de sobrepeso
Escore z com valores entre +1 e −2	IMC adequado para a idade
Escore z com valores entre −2 e −3	Magreza
Escore z com valor menor do que −3	Magreza acentuada

Fonte: Elaborado com base em Brasil, 2017b.

A Figura 4.7 e o Quadro 4.6 mostram os valores para meninos de 2 a 5 anos.

Figura 4.7 IMC de meninos de 2 a 5 anos

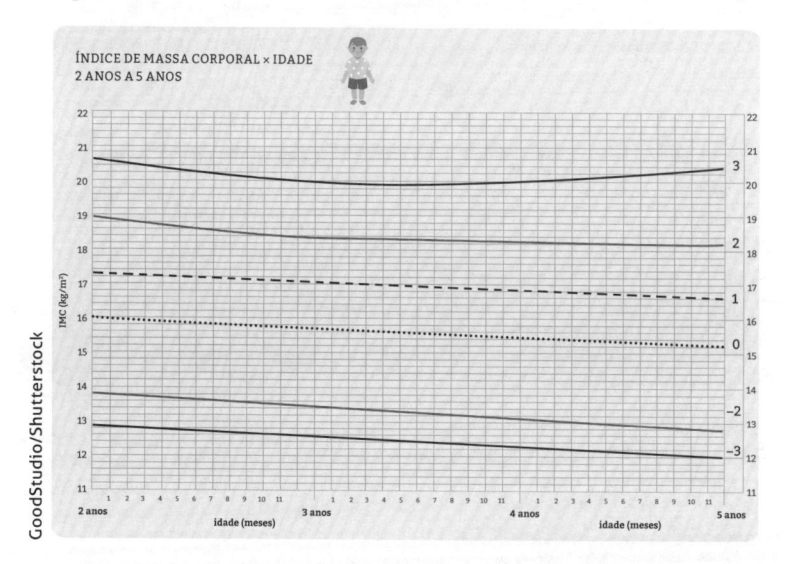

ÍNDICE DE MASSA CORPORAL × IDADE
2 ANOS A 5 ANOS

Fonte: Brasil, 2017b, p. 72-73.

Quadro 4.6 IMC de meninos de 2 a 5 anos: escores z

Escore z com valor maior do que +3	Obesidade
Escore z com valores entre +2 e +3	Sobrepeso
Escore z com valores entre +1 e +2	Risco de sobrepeso
Escore z com valores entre +1 e –2	IMC adequado para a idade
Escore z com valores entre –2 e –3	Magreza
Escore z com valor menor do que –3	Magreza acentuada

Fonte: Elaborado com base em Brasil, 2017b.

A Figura 4.8 e o Quadro 4.7 trazem informações referentes a meninos de 5 a 10 anos.

Figura 4.8 IMC de meninos de 5 a 10 anos

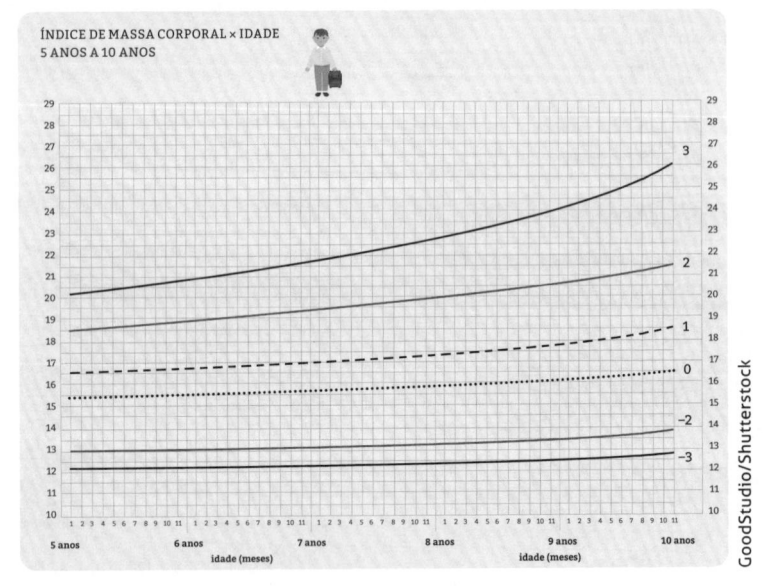

ÍNDICE DE MASSA CORPORAL × IDADE
5 ANOS A 10 ANOS

Fonte: Brasil, 2017b, p. 74-75.

Quadro 4.7 IMC de meninos de 5 a 10 anos: escores z

Escore z com valor maior do que +3	Obesidade
Escore z com valores entre +2 e +3	Sobrepeso
Escore z com valores entre +1 e +2	Risco de sobrepeso
Escore z com valores entre +1 e −2	IMC adequado para a idade
Escore z com valores entre −2 e −3	Magreza
Escore z com valor menor do que −3	Magreza acentuada

Fonte: Elaborado com base em Brasil, 2017b.

Por fim, a Figura 4.9 e o Quadro 4.8 apresentam dados para meninos de 10 a 19 anos.

Figura 4.9 IMC de meninos de 10 a 19 anos

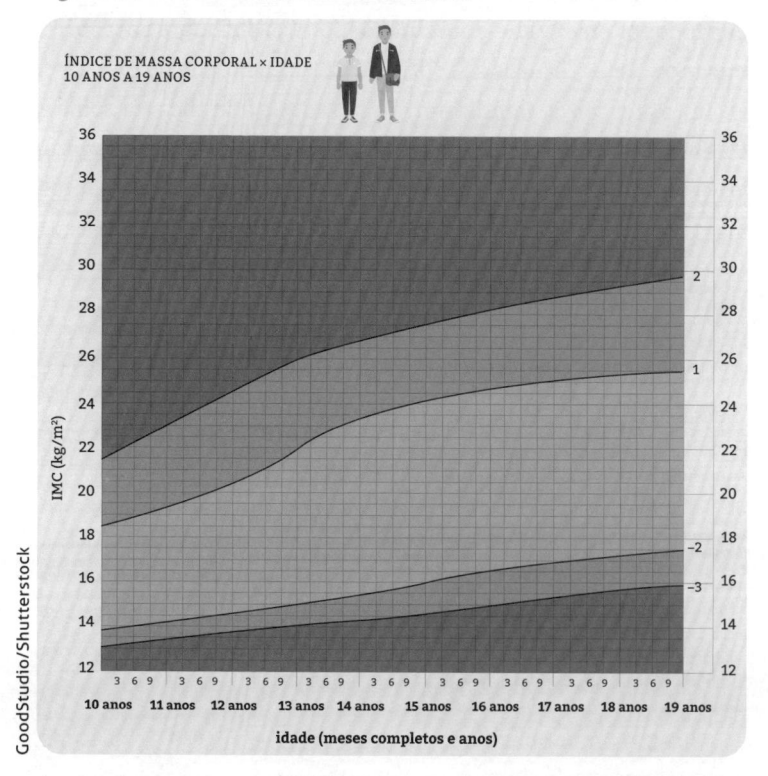

Fonte: Brasil, 2012, p. 17.

Quadro 4.8 IMC de meninos de 10 a 19 anos: escores z

Escore z com valor maior do que +2	Obesidade
Escore z com valores entre +1 e +2	Sobrepeso
Escore z com valores entre +1 e −2	Eutrofia
Escore z com valores entre −2 e −3	Magreza
Escore z com valor menor do que −3	Magreza acentuada

Fonte: Elaborado com base em Brasil, 2012.

A obesidade na infância ocorre como produto de um estilo de vida inadequado, promovendo o aumento de fatores de risco para outras DCNTs, como cardiopatias e diabetes, além de sobrecarga das estruturas osteomioarticulares (Borges-Silva, 2011).

Sendo um problema de etiologia multicausal, é importante que todos os envolvidos adotem ações que contribuam para minimizar os riscos futuros e reduzir o aparecimento de novos casos.

Assim, a atenção da família em relação ao que a criança consome é essencial, e o controle dos dados nutricionais existentes nos rótulos dos alimentos bem como o incentivo ao consumo de alimentos mais naturais e saudáveis são boas atitudes a serem tomadas.

De acordo com Souza et al. (2003, citados por Andrade, 2010, p. 7),

a obesidade é resultante de anormalidade glandular é rara [sic]. Embora outros fatores possam operar, há evidências de que, além de fatores genéticos, fatores ambientais – como hábitos dos pais e familiares de comer em excesso, e psicológicos, excessiva dependência materna, insegurança, sentimentos de rejeição e de inadequação e outros, podem ser responsáveis pela superalimentação e obesidade. Ainda, segundo o autor, quer a origem da obesidade seja psicológica, ou não, as crianças e adolescentes demasiados gordos tendem a serem inativos [...] com maior frequência do que as crianças e jovens não obesos. De acordo com Souza et al., (2003, citados por Andrade, 2010, p. 7)

Junto com a obesidade, podem ocorrer outros problemas, como alterações posturais, sobrecarga das articulações, baixa autoestima e diversas outras consequências psicológicas que têm a possibilidade de acompanhar o indivíduo pelo resto da vida.

Em razão de alterações posturais causadas pela obesidade, as articulações são afetadas, resultando em maiores chances de se desenvolverem artroses e osteoartrites, entre outras enfermidades. Os efeitos no sistema cardiovascular incluem o aumento da pressão arterial sistêmica e a hipertrofia cardíaca. Todos esses fatores podem levar o paciente a apresentar graves lesões, que culminam, normalmente, em uma indicação cirúrgica ou no aumento da estatura. Podem ainda acarretar o crescimento acelerado das crianças – com idade óssea avançada em relação à idade biológica – e a menarca precoce, nas meninas. Observam-se, também, dermatites, piodermites e predisposição a micoses, todas relacionadas ao problema da obesidade. Os pacientes ainda podem apresentar complicações endócrinas, pois é possível que alguns deles sejam resistentes à insulina, elevando o risco de desenvolverem diabetes, hipertrigliceridemia e hipercolesterolemia. Também o trato gastrointestinal pode ser afetado, uma vez que há a possibilidade de aumento no surgimento de litíase biliar, esteatose hepática e esteato-hepatite. Além de todos esses problemas, o paciente obeso pode apresentar efeitos psicológicos, pois é comum o isolamento resultante da discriminação da sociedade, ocasionando a baixa autoestima.

As causas dessa doença devem ser combatidas para que sejam amenizadas suas consequências. Trata-se de um problema que, quanto mais cedo aparecer, maior repercussão negativa causará na vida da pessoa. Por isso, hábitos como gastar muitas horas do dia em frente ao computador devem ser evitados. É claro que a tecnologia deve fazer parte da vida das pessoas, trazendo novos conhecimentos e possibilidades. Porém, a criança, principalmente, precisa de estímulo para a prática de exercícios e para um estilo de vida ativo.

Embora os riscos sejam evidentes, a obesidade é, muitas vezes, encarada como problema secundário. No entanto, ocupa grande espaço como fator de agravo em diversas doenças.

Para combatê-la, são necessárias mais políticas públicas que envolvam educação nutricional, adequação de espaços para a prática de atividades esportivas e, principalmente, ações compartilhadas dos setores social, de saúde, de educação e de esportes (SBP, 2012).

No nível educacional, é importante que as crianças e os adolescentes sejam incentivados a vivenciar experiências motoras durante as aulas de Educação Física e, com base nessas experiências, possam adotar um estilo de vida mais ativo.

Pesquisadores afirmam que parte da solução para o problema da obesidade reside na educação física escolar. A Associação Americana do Coração (American Heart Association: AHA) preconiza que as rotinas escolares devem incluir 150 minutos por semana de aulas de educação física para alunos do ensino fundamental e, pelo menos, 225 minutos por semana para alunos do ensino médio [...], estas metas têm sido buscadas naquele país. (Martins, 2017, p. 302)

Dessa forma, a Educação Física que a criança e o jovem vivenciam na escola pode contribuir para a melhor compreensão da importância da atividade e do exercício físicos nos diferentes momentos da vida.

4.3 Aspectos fisiológicos

Segundo Vanputte, Regan e Russo (2016), existe uma relação entre a quantidade de alimentos que ingerimos e a energia que gastamos com as atividades do dia a dia. Portanto, consumir mais alimentos do que necessitamos pode levar a uma condição de sobrepeso ou de obesidade.

A obesidade pode ser **hiperplásica** ou **hipertrófica**. Essa classificação é orientada com base na quantidade e no tamanho dos adipócitos (células especializadas do tecido adiposo responsáveis por armazenar os lipídios nesse tecido). Quando os adipócitos aumentam de quantidade e de tamanho, cresce também sua capacidade de armazenamento, e a obesidade é hiperplásica. Ela é comum em crianças e persiste na idade adulta. Já na obesidade hipertrófica, os adipócitos aumentam de tamanho, mas sua quantidade se mantém (Vanputte; Regan; Russo, 2016). É mais comum em pessoas que eram ativas quando jovens, porém diminuíram sua atividade ao longo da vida.

O tecido adiposo, que é responsável por armazenar a gordura, está espalhado por toda a superfície do corpo, no entanto, quando a maior quantidade dele se localiza na região abdominal, é mais fácil de a pessoa desenvolver acidente vascular encefálico (AVE), doenças circulatórias, diabetes melito etc. (Vanputte; Regan; Russo, 2016).

Associa-se obesidade ao excesso de alimentação. Entretanto, em alguns casos, pessoas magras consomem bem mais quilocalorias do que as obesas. Isso indica que há vários fatores responsáveis pelo aparecimento dessa doença, e não apenas a ingestão de alimentos. Um desses fatores, bem relevante, seria o surgimento de um tumor no hipotálamo.

> O hipotálamo recebe inervação de diversas áreas, particularmente **do núcleo do trato solitário** e da área postrema no tronco encefálico. Essas áreas recebem vários sinais neurais e hormonais provenientes do trato GI[3]. Receptores mecânicos detectam o estiramento do estômago e de outras áreas do trato GI. Hormônios gastrintestinais, como a **colecistocina (CCK)**, liberada após uma refeição em resposta à presença de lipídeos ou de proteínas no lúmen intestinal, estão envolvidos na sinalização aferente do encéfalo, informando sobre o conteúdo nutricional no aparelho digestório. O núcleo do trato solitário também retransmite informações sobre sabor para o hipotálamo e outros centros. Outros sinais, como odor, visão, memória do alimento e o contexto social no qual ele é ingerido, são integrados e podem influenciar o consumo de energia pela modulação das respostas do hipotálamo. A integração desses sinais resultam [sic] na ativação da expressão gênica de mediadores envolvidos na regulação da saciedade e do desenvolvimento da obesidade. (Raff; Levitzky, 2012, p. 719, grifo do original)

Hoje, sabe-se que o tecido adiposo não somente pode armazenar energia, mas também é

> um órgão endócrino com funcionalidade de sintetizar e liberar proteínas biologicamente ativas, conhecidas como adipocinas, que possuem propriedades pró-inflamatórias e anti-inflamatórias, utilizado por pesquisadores para esclarecer esta relação entre obesidade e resistência à insulina. Assim sendo, o acúmulo de tecido adiposo acarreta em uma

---

[3] Gastrintestinal (GI).

inflamação crônica de baixo grau, levando o alistamento de macrófagos aos adipócitos em retorno à quimiotaxia, liberando assim, as adipocinas pró-inflamatórias, que atuam na indução de alterações intracelulares afetando diretamente na fosforilação dos substratos do receptor da insulina-1 (IRS-1). (Rezende et al., 2016, p. 246)

Depois de analisar todas essas informações sobre tecido adiposo e obesidade, podemos afirmar que a atividade física realizada de modo contínuo é a principal causa do gasto energético e da composição do organismo. Três componentes estão relacionados ao gasto energético:

1. **Taxa metabólica basal (TBM)** – "É a energia necessária para manter o corpo funcional em repouso" (Vanputte; Regan; Russo, 2016, p. 34), e é responsável por gastar de 60% a 75% da energia diária nas atividades corporais do dia a dia.
2. **Efeito térmico dos alimentos (ETA)** – É a energia gasta pelos eventos de digestão e equivale a 10% do total de energia gasta diariamente.
3. **Efeito térmico da atividade física (Etaf)** – É o gasto de energia originado da contração muscular.

A composição corporal está relacionada ao gasto energético diário. Normalmente, em uma caminhada, uma pessoa gasta 225 quilocalorias por hora (kcal/h). Se ela ingerir uma fatia de pão com 75 kcal, terá de percorrer 20 minutos para gastar essa energia (75 kcal/h ÷ 225 kcal = 0,33 hora = 20 minutos). Dessa forma, podemos concluir que, se essa pessoa combinar a atividade física compatível com sua realidade a uma dieta com a ingestão adequada de quilocalorias, ela obterá, como resultado, a perda de massa. Portanto, sua composição corporal será saudável e ela não correrá risco de desenvolver obesidade (Vanputte; Regan; Russo, 2016).

4.3.1 Inflamação e resistência à insulina

Podemos considerar como **resistência à insulina** um conjunto de reações do organismo capaz de diminuir os efeitos desse hormônio no metabolismo, principalmente nos tecidos adiposo, muscular e hepático. A insulina é produzida por células denominadas *células betalocalizadas*, em uma região do pâncreas conhecida como *ilhotas pancreáticas*, que têm a função de controlar o metabolismo da glicose no organismo. A insulina também é considerada um hormônio anabólico (Rezende et al., 2016).

A adipocina (TNFα), que é produzida pelas células do tecido adiposo, é, sem dúvida, um dos principais fatores que levam o organismo a desenvolver resistência à insulina. Para o tratamento dessa disfunção do metabolismo, o paciente realiza um tratamento com drogas que inibem a TNFα e, por consequência, o processo inflamatório sistêmico diminui, levando a sensibilidade à insulina a níveis muito baixos.

As disfunções metabólicas devem ser reguladas a fim de evitar processos inflamatórios crônicos, que liberam marcadores cujo efeito colateral é a maior facilidade em desenvolver doenças crônicas. Um exemplo desse processo é a DM2. Mais uma vez, a prática de exercícios físicos é apontada como um agente de grande eficácia para prevenção e tratamento dessa morbimortalidade (Rezende et al., 2016). Já foi comprovado que pessoas que apresentam hábitos de vida pouco saudáveis, com uma dieta incorreta – composta por grande quantidade de calorias e açúcares simples – e são sedentárias e obesas apresentam células que não respondem à insulina e não captam a glicose (Vanputte; Regan; Russo, 2016).

4.3.2 Exercício físico e resistência à insulina

Sendo o exercício físico um recurso eficiente para a prevenção e o tratamento da DM2, sua prática regular atua de forma efetiva na redução dos mecanismos inflamatórios intracelulares. A liberação da citocina durante a atividade, mediada pela interleucina 6 (IL-6, produzida no músculo esquelético), pode resultar em um efeito anti-inflamatório (Rezende et al., 2016).

> A captação de glicose é estimulada pelo exercício físico, aumentando a expressão e fosforilação de proteínas chaves na via energética. O exercício físico aumenta a sensibilidade à insulina independentemente da redução da massa corporal e de mudanças na composição corporal. O principal efeito do exercício está relacionado ao aumento da expressão de proteínas intracelulares da via de sinalização da insulina, em particular dos transportadores de glicose no músculo esquelético. (Rezende et al., 2016, p. 247)

4.4 Climatério

Existem fortes evidências de que o aumento de massa corporal está associado a riscos substanciais de surgimento de doenças crônicas e de mortalidade, além de estar relacionado à diminuição geral das chances de envelhecimento com boa saúde e bem-estar entre mulheres e homens (Zheng et al., 2017).

E o que acontece quando a mulher não apresenta mais o ciclo menstrual?

Essa condição não ocorre de um dia para o outro. A mulher produz seus ovócitos na fase intrauterina, no final do primeiro trimestre de gestação. As células germinativas contidas no ovário passam por fases sequenciais de mitose, originando as ovogônias. Diferentemente do que acontece na gametogênese masculina, essa fase de multiplicação nunca mais existirá no ciclo feminino (Vanputte; Regan; Russo, 2016).

Depois de formadas, as ovogônias hipertrofiam, originando os ovócitos primários. Quando a mulher nasce, seus ovários já estão preenchidos por todos os ovócitos que serão liberados ao longo da menacme. Nessa fase, o que ocorre é apenas o amadurecimento e a liberação mensal de determinadas quantidades de óvulos, conforme a atividade hormonal (Vanputte; Regan; Russo, 2016).

Assim, após passar pela menarca e pela menacme, a mulher chega ao período denominado *climatério*, até a última menstruação, que caracteriza a menopausa, que acontece aos 40 ou aos 50 anos de idade – entretanto, existem casos em que a menopausa ocorre em um período fora dessas faixas etária (Preston; Wilson, 2014).

Nessa fase, pode-se observar uma falta de regularidade nos períodos menstruais, havendo ou não ovulação. Depois de um estágio de irregularidades, os ciclos menstruais e ovarianos deixam totalmente de se sucederem no organismo feminino. O momento em que os sinais da menopausa começam até que os ciclos cessem por completo dura em média de 3 a 5 anos e origina no corpo da mulher uma série de efeitos, muitas vezes, indesejados. Esse período é denominado *climatério feminino* ou *perimenopausa* (Vanputte; Regan; Russo, 2016).

Nos ovários, os folículos estão em número bastante reduzido e não são mais tão sensíveis ao estímulo do hormônio luteinizante (LH) e do hormônio folículo estimulante (FSH). Por isso, a produção de folículos maduros e de corpos lúteos fica bastante reduzida.

A diminuição da produção de estrogênio e de progesterona nas mulheres com mais idade pode causar episódios súbitos de transpiração, levando a uma sensação de desconforto, fadiga muscular, ansiedade e diminuição da libido. Pode também influenciar a parte emocional da mulher.

Muitos dos sintomas atribuídos a esse estágio são tratados com reposição hormonal. Dessa forma, são administradas doses controladas de estrogênio ou de estrogênio associado à progesterona, que vão sendo gradativamente alteradas de forma decrescente ao longo do período. Essa reposição hormonal diminui os sintomas e evita o desconforto, proporcionando à mulher melhor qualidade de vida. Após a menopausa, se forem utilizadas doses de estrogênio, os efeitos obtidos são a prevenção da osteoporose e a diminuição da incidência de câncer colorretal (Preston; Wilson, 2014).

Algumas mulheres relatam, no entanto, que, no decorrer do tratamento de reposição hormonal com estrogênio, os sintomas são prolongados; além disso, podem surgir efeitos adversos, como câncer de ovário, útero e mama, além problemas cardíacos, como infartos, AVEs e tromboses (Vanputte; Regan; Russo, 2016).

Outras alterações pós-menopausa são a diminuição do volume da epiderme e a maior produção de melanina. No sistema circulatório, observa-se um aumento progressivo da hipertensão e da aterosclerose, pois ocorre uma vasodilatação. Como resultado da instabilidade vasomotora da pele, acontecem ondas de calor e sudorese com grande frequência e intensidade (Vanputte; Regan; Russo, 2016).

Todas essas modificações no período do climatério podem levar a crises de ansiedade e, segundo Vanputte, Regan e Russo (2016, p. 939), "fatores psicológicos como comer em excesso para lidar com o estresse", "que podem contribuir para a obesidade".

Outro fator que pode relacionar a obesidade ao climatério é inatividade da mulher causada pelas alterações do organismo no climatério. A mulher continua a ingerir a mesma quantidade de alimentos, porém seu corpo passa a apresentar um metabolismo mais lento, transformando as quilocalorias em lipídios, que aumentam a quantidade de adipócitos, reforçando a obesidade (Vanputte; Regan; Russo, 2016).

4.5 Exercício físico

A grande quantidade de casos de obesidade na população pode ser diretamente relacionada ao aumento da ingestão de calorias e à falta de atividade física, que interfere negativamente no gasto energético. Como consequência dessa situação, surgem doenças crônico-degenerativas, como DM2, hipertensão arterial, aterosclerose e esteatose hepática não alcoólica, caracterizando a síndrome metabólica (SM). Mais e mais pessoas estão sendo acometidas por essa síndrome que não escolhe classe social, idade ou gênero.

O aumento da produção de adipócitos no tecido adiposo desenvolve uma inflamação crônica de baixa intensidade, que pode ser observada em todas as doenças do grupo da SM. Esse estado inflamatório originado pela hipertrofia dos adipócitos altera de forma significativa o equilíbrio do tecido adiposo na região visceral, resultando em maior produção de adipocinas pró-inflamatórias e diminuindo a produção de adipocinas anti-inflamatórias, o que potencializa a inflamação crônica de baixa intensidade.

Quando o indivíduo acometido por essa inflamação começa a realizar exercícios físicos de diversas modalidades, modificações podem ser observadas em seu metabolismo, todas benéficas, responsáveis pela prevenção e melhora dos estados de obesidade. Como consequência, há redução do processo crônico de inflamação, porque diminui a produção de fatores como a TNFα também de adipocinas pró-inflamatórias. Pode ocorrer também um aumento na produção de interleucina 10 (IL-10), que é uma substância anti-inflamatória.

Como sempre, as atividades devem ser iniciadas respeitando-se as características de cada indivíduo, pois alguém pode ter dificuldade para iniciar o programa de exercícios físicos. Por isso, deve-se respeitar o limite de todos, incentivando-os, no entanto, com desafios factíveis, até que consigam realizar a atividade pelo tempo e frequência necessários para obter bons resultados em relação à perda de massa corporal.

Exercícios localizados com diferentes materiais, como a bola suíça – conforme a Figura 4.10, a seguir –, reduzem os riscos de lesão e melhoram as situações de desequilíbrio muscular (por isso é importante identificar os grupos musculares que devem ser trabalhados). Além disso, exercícios de alongamento minimizam as compensações e contribuem para o resgate do equilíbrio osteomioarticular.

Figura 4.10 Exercício com bola suíça

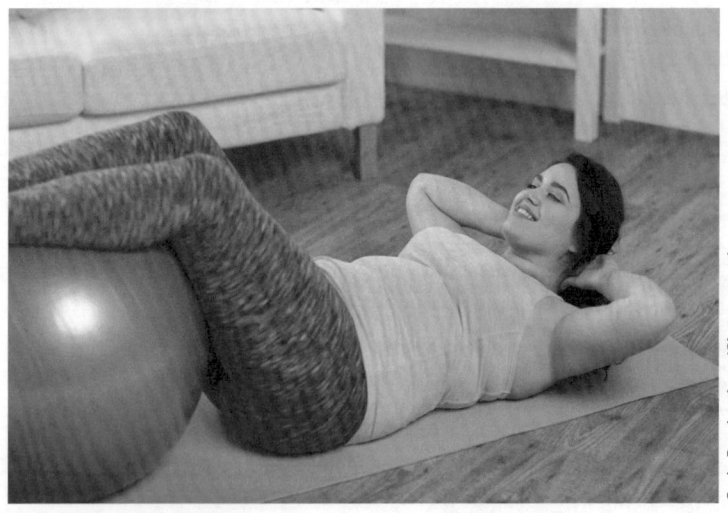

Atividades como a hidroginástica, mostrada na Figura 4.11, também são indicadas, pois amenizam o impacto e a sobrecarga sobre as estruturas osteomioarticulares.

Figura 4.11 Aula de hidroginástica

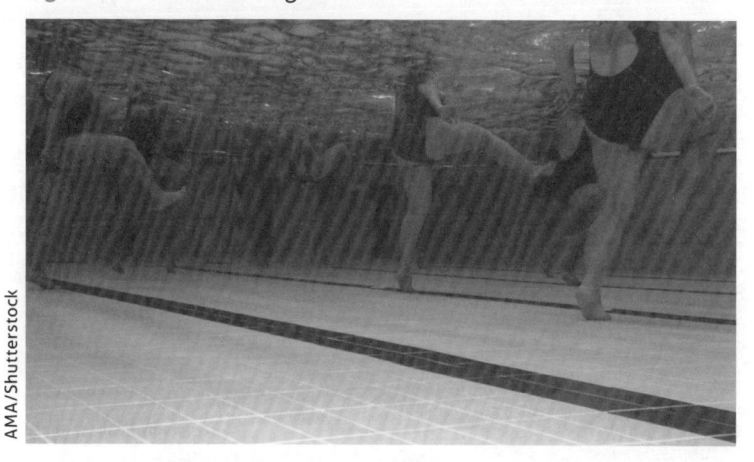

A canoagem, como mostra a Figura 4.12, pode ser uma opção de atividade física ou de exercício físico para o trabalho de resistência de força, equilíbrio e treinamento cardiorrespiratório, além dos benefícios da prática ao ar livre.

Figura 4.12 Canoagem

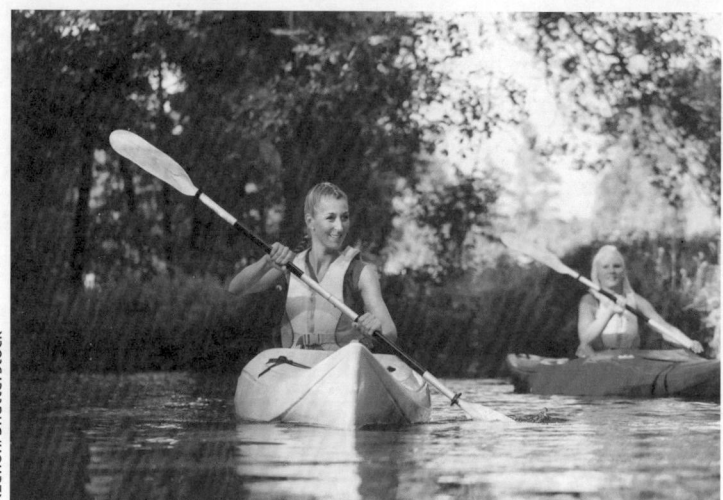

O mais importante é que o indivíduo escolha a atividade ou o exercício físico de acordo com sua necessidade e com sua preferência.

III Síntese

Neste capítulo, discutimos sobre a obesidade – sobretudo os aspectos históricos e epidemiológicos – e sua relação com a saúde. Mostramos que houve um aumento substancial no número de pessoas obesas em todo o mundo. Dois fatores, principalmente, estão relacionados a esse quadro: a qualidade da alimentação e a redução da prática de atividade física. Em relação ao primeiro fator, observamos o consumo excessivo de alimentos industrializados. Quanto ao segundo, constatamos a redução do esforço físico em diversos âmbitos, como postos de trabalho, atividades de lazer que envolvem o uso de tecnologias, meios de transporte e atividades domésticas que envolvem pouco uso de energia física.

Além disso, vimos que muitas horas em frente ao computador promovem pouco gasto energético e, muitas vezes, causam sobrecarga em determinados segmentos corporais, além de posturas inadequadas. Esse cenário se acentua, sobretudo, pelo fato de que, mesmo após longas horas de trabalho na posição sentada, por exemplo, muitas pessoas optam por atividades de lazer em que esse padrão se mantém: passam um tempo considerável assistindo a filmes ou utilizando o computador. Enfim, em vários ambientes, seja na educação, seja no trabalho, seja no lazer, muitas pessoas ficam sentadas durante a maior parte do dia.

Na sequência, analisamos a diabetes melito tipo 2 (DM2), que vem causando muitas mortes no cenário mundial. Também verificamos a incidência cada vez mais comum da obesidade na infância e na adolescência, transformando-se em um problema de saúde pública em todo o mundo que precisa ser enfrentado e combatido de forma contundente. Observamos, nesse contexto, que podem estar relacionados à obesidade infantil o desmame precoce, a introdução de alimentos inadequados e a inatividade física. Vimos, ainda, que a obesidade tem origem multifatorial, e tanto sua prevenção quanto seu tratamento não são simples, pois são necessárias ações constantes e que alcancem todas as faixas etárias e classes sociais.

Por fim, comentamos alguns aspectos fisiológicos, como a inflamação e a resistência à insulina – um conjunto de reações do organismo capaz de diminuir os efeitos desse hormônio no metabolismo, principalmente nos tecidos adiposo, muscular e hepático.

■ Atividades de autoavaliação

1. O excesso de massa corporal e a obesidade são definidos como acúmulo de gordura anormal ou excessiva, apresentando aumento de fatores de risco para a saúde. Um dos indicadores utilizados para identificar esses problemas é o IMC. Um indivíduo com 80 kg e 1,50 m apresenta um IMC de:
   a) 30.
   b) 80.
   c) 50.
   d) 35,5.

2. O exercício físico é uma importante ferramenta para o combate à obesidade, acarretando o aumento nos níveis de aptidão física, que, por sua vez, melhoram a oxidação da gordura e outros fatores de risco determinantes da obesidade. Pensando nesses fatores, é possível afirmar:
   a) Muitos indivíduos obesos sofrem de apneia do sono, mesmo quando controlam os fatores de risco, pois apresentam maior prevalência de sono curto.
   b) O exercício físico não é uma importante ferramenta para o combate à obesidade.

c) A maioria dos indivíduos obesos não sofre de apneia do sono.

d) O indivíduo obeso não apresenta fatores de risco para sua saúde.

3. Em relação ao IMC, para crianças e jovens até 19 anos, a idade precisa ser considerada ao definir o excesso de massa corporal e a obesidade. Assim, é correto afirmar:

a) Não existem valores específicos de IMC para as crianças, pois seus valores são os mesmos dos adultos.

b) Existem valores específicos de IMC para identificar situações de obesidade, sobrepeso, risco de sobrepeso, IMC adequado para a idade, magreza ou magreza acentuada para indivíduos nas faixas etárias de 0 a 2 anos, 2 a 5 anos, 5 a 10 anos, e 10 a 19 anos.

c) Existem valores específicos de IMC para identificar a situação de obesidade apenas para crianças de 0 a 2 anos.

d) Existem valores específicos de IMC para identificar a situação de obesidade apenas para crianças até 10 anos.

4. A diabetes melito é uma patologia em que o paciente depende de doses de insulina para fazer o metabolismo da glicose. Em alguns casos, os indivíduos desenvolvem a resistência à insulina, que pode ser considerada:

a) O conjunto de reações do organismo que resulta em dificuldade para deambular.

b) O conjunto de reações do organismo capaz de diminuir os efeitos da insulina no metabolismo, principalmente nos tecidos adiposo, muscular e hepático.

c) A capacidade do organismo de sintetizar glicose.

d) A taxa metabólica.

5. O número de pessoas com sobrepeso ou obesas vem aumentando de forma alarmante em todo o mundo. Nesse sentido, é correto afirmar:

a) O aumento na ingestão de calorias e a falta de atividade física são apontados como causas desses problemas.
b) O aumento na ingestão de calorias e a falta de atividade física não são apontados como causas desses problemas.
c) O aumento na ingestão de alimentos saudáveis e a falta de atividade física geram um maior gasto energético.
d) Os casos de obesidade na população ainda são poucos.

Atividades de aprendizagem

Questões para reflexão

1. Ao longo do tempo, as pessoas alteraram seu estilo de vida. Hoje, há muito mais recursos em relação à alimentação e ao transporte, por exemplo. Todo o conforto gerado por essas mudanças trouxe benefícios, mas, também, riscos, como o aumento da população sedentária e com maus hábitos alimentares. Tendo isso em vista, analise, em sua comunidade, dez situações que retratam esse cenário e indique sugestões para mudar essa realidade.

2. A grande quantidade de casos de obesidade na população pode estar diretamente relacionada a um aumento na ingestão de calorias e à falta de atividade física, que causam uma redução do gasto energético. Como consequência dessa situação, surgem as doenças crônico-degenerativas, como diabetes melito tipo 2, hipertensão arterial, aterosclerose etc. A cada dia, mais e mais pessoas estão sendo acometidas por essa síndrome que não escolhe classe social, idade e gênero. Se você fosse prefeito ou gestor de uma cidade, como elaboraria um projeto voltado para o combate da obesidade? Que profissionais você chamaria para ajudá-lo? Justifique sua resposta.

Atividade aplicada: prática

1. Elabore um questionário com cinco questões sobre estilo de vida, seguindo os exemplos a seguir:
   a) Você pratica algum exercício físico?
   b) Se sim, qual exercício e com que frequência (dias na semana) e duração (horas)?
   c) Se não, por quê?
   d) Você cuida de sua alimentação?
   e) O que é um estilo de vida ativo?

   Depois, escolha um ambiente de sua preferência – escola, academia, parque ou clube. Converse com três pessoas desse local escolhido e aplique o questionário que você elaborou. Em seguida, organize e compare as respostas e elabore uma proposta para mudança de estilo de vida para cada um dos entrevistados.

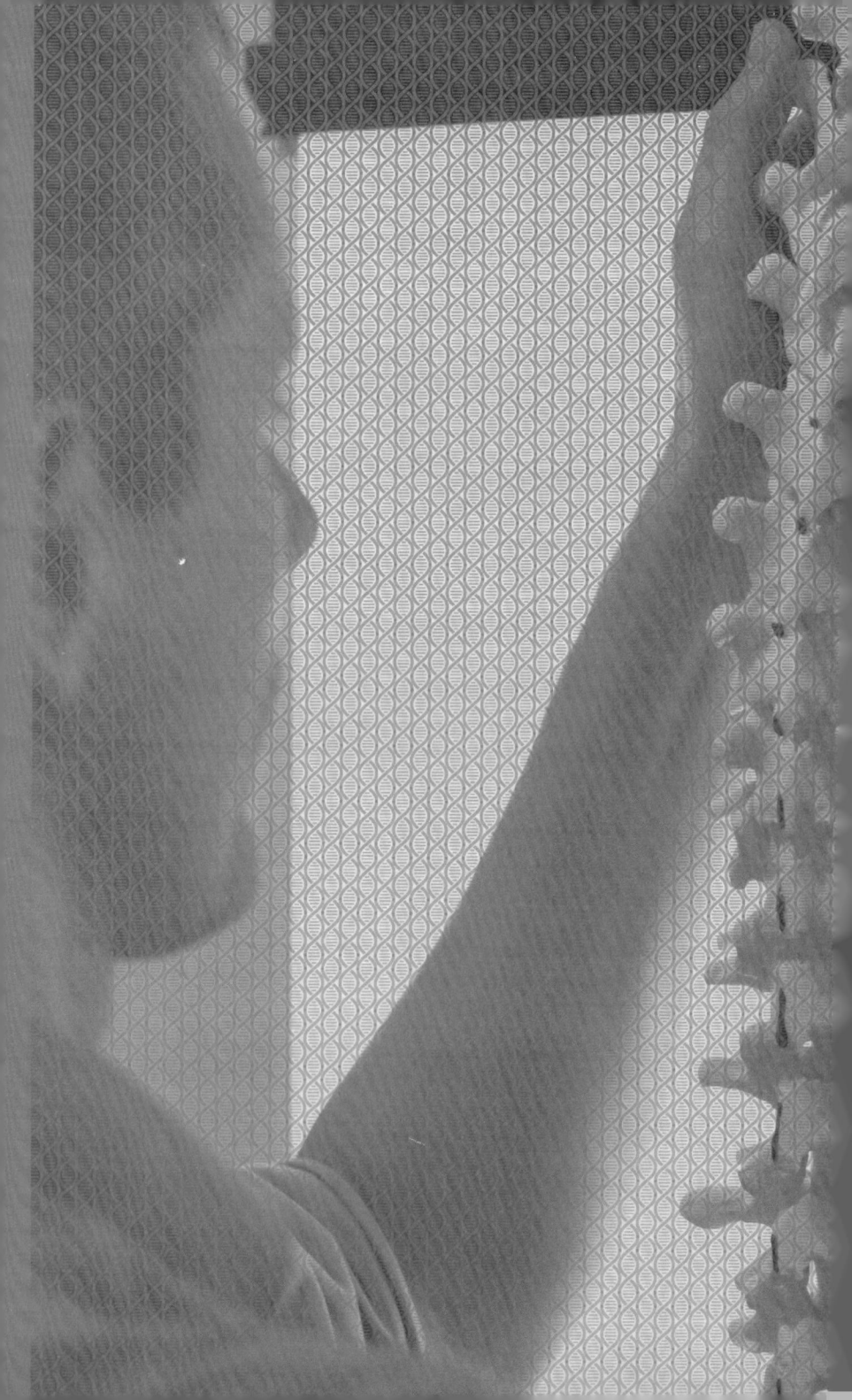

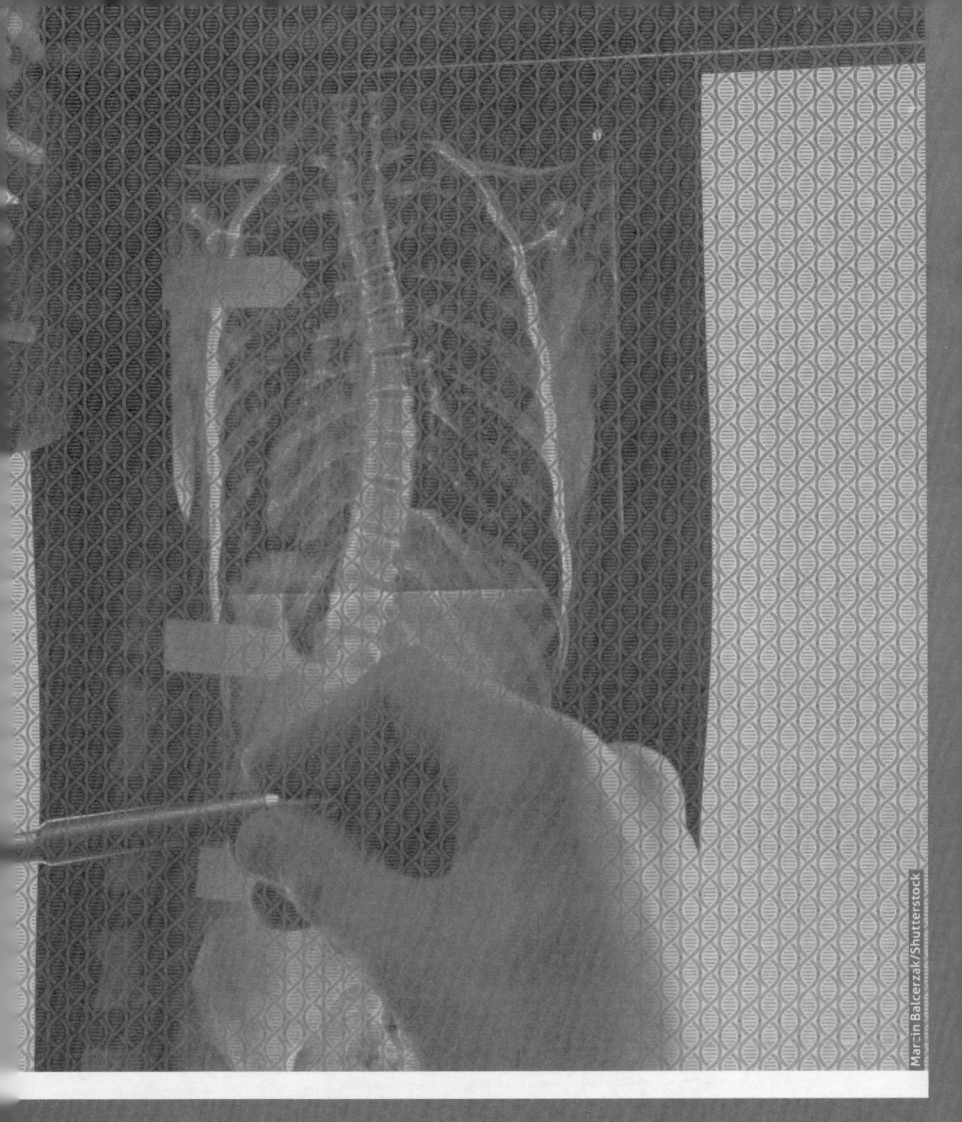

Capítulo 5

Hérnia de disco, lombalgia, artrite e osteoartrite

Neste capítulo, apresentaremos alguns dos comprometimentos osteomioarticulares crônicos mais comuns, como a hérnia de disco, a lombalgia, a artrite e a osteoartrite, a fim de estimular a reflexão acerca das opções de exercícios físicos para os indivíduos acometidos por essas condições especiais de saúde.

Nesse contexto, mostraremos que, embora tenham causas diferentes, todas essas enfermidades estão vinculadas às estruturas osteomioarticulares do organismo. Dessa forma, abordaremos a epidemiologia e a fisiologia relacionadas a cada uma dessas fisiopatologias e apontaremos as diferentes opções de exercícios adequados a seus tratamentos.

5.1 Epidemiologia e fisiologia da hérnia de disco

A coluna vertebral, em sua parte superior, liga-se ao crânio (articulação atlanto-occipital) e, na inferior, com a pelve (articulação sacroilíaca, que é adaptada para suportar grandes cargas), conforme indicado na Figura 5.1.

A coluna é formada por 7 vértebras cervicais, 12 torácicas, 5 lombares, 5 sacrais e cerca de 4 coccígeas (Van de Graaf, 2013). Quando observada pela vista anterior ou posterior, em condições de equilíbrio, ela é alinhada. Pela lateral, é possível observar curvas denominadas *lordose cervical*, *cifose torácica*, *lordose lombar* e *cifose sacrococcígea*.

Figura 5.1 Imagens das curvas da coluna vertebral indicando suas divisões

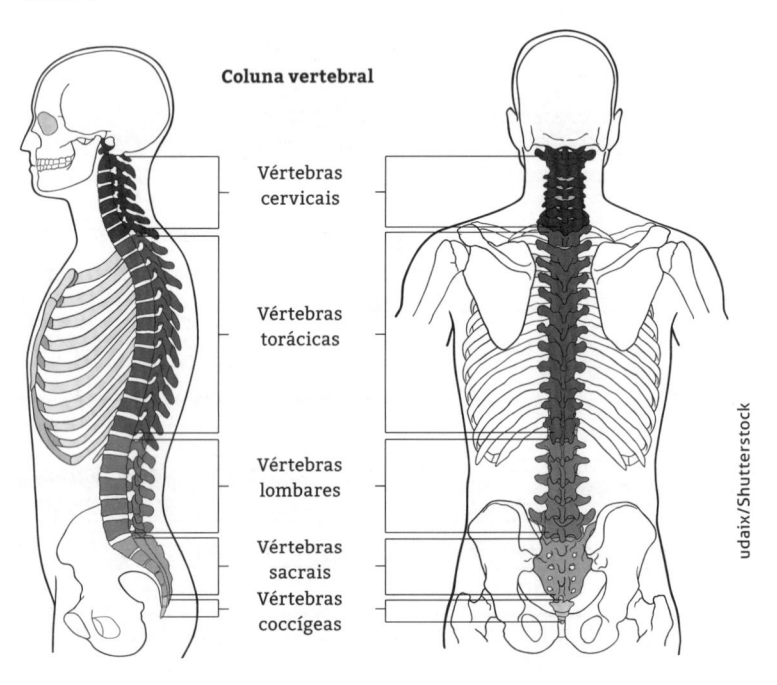

A curvatura primária da coluna apresenta uma concavidade anterior (cifose), como no embrião. Essa curva é mantida nas partes torácica e sacrococcígea até a vida adulta. Já as curvas secundárias têm concavidade posterior (lordose). A lordose cervical é formada quando a criança começa a controlar os movimentos de cabeça e do pescoço. A lordose lombar aparece quando a criança começa a movimentar o tronco, até ficar em pé (Van de Graaf, 2013). Nos primeiros anos de vida, a criança sofre adaptações posturais, por isso é importante que o professor de Educação Física conheça cada uma delas para elaborar atividades de acordo com a necessidade e a etapa do desenvolvimento motor, uma vez que muitos dos problemas posturais apresentados pelos adultos podem ter início na infância (Kendall, 2007).

Os quadros de dor crônica na coluna podem variar conforme o local da coluna em que ela ocorre – podendo ser classificados como *cervicalgia*, *dorsalgia*, *lombalgia* – e a causa – desde uma alteração postural até um conjunto de "diferentes doenças osteomusculares, de transtornos dos discos intervertebrais, de espondiloses ou de radiculopatias, sendo estas últimas as mais frequentes" (Malta et al., 2017, p. 2).

É provável que de 70% a 85% dos indivíduos tenham ao menos um episódio de dor em alguma parte da coluna ao longo da vida. São muitos os gastos com atendimentos ambulatoriais, medicamentos, exames, serviços de reabilitação e cirurgias, nos casos mais complexos. Além disso, pessoas em idade produtiva perdem, por afastamento, dias de trabalho ou até anos, em virtude de aposentadoria precoce (Malta et al., 2017).

Os discos intervertebrais são constituídos por um anel fibroso, mais externo, e pelo núcleo pulposo (Van de Graaf, 2013). Este absorve maior carga, ao passo que aquele, além de absorver carga, também contribui para conter o núcleo pulposo. Dependendo da postura adotada, os discos podem sofrer mais ou menos sobrecarga e desgaste. Eles também mantêm o espaço entre as vértebras, importante para a passagem das raízes nervosas, e são capazes de resistir e distribuir cargas – o núcleo pulposo pode ser pressionado em diferentes direções –, o que contribui para um movimento estável da coluna. Fatores como idade, desidratação e processos degenerativos podem levar à redução do conteúdo dos discos intervertebrais (Oliveira, 2011).

Segundo Negrelli (2001), um trauma severo ou sucessivos microtraumas podem provocar a hérnia de disco. "Há indícios outros que apontam para a confirmação da herança genética como componente importante na etiopatogênese da hérnia discal" (Negrelli, 2001, p. 40). Conforme Rodrigues et al. (2011, p. 56), "na degeneração do disco intervertebral ocorrem lacerações no ânulo fibroso. Dependendo do grau de lesão do ânulo fibroso há uma perda da contenção do gel que forma a parte central do disco intervertebral, ocorrendo a formação da hérnia de disco". A hérnia de disco pode desencadear quadro álgico, paresias (diminuição da força muscular) ou parestesias (alteração da sensibilidade, como formigamento e queimação).

A incidência de hérnia de disco é maior em indivíduos entre 30 e 50 anos, embora seja relatada em todas as idades. Afeta de 2% a 3% da população em geral. É um problema de saúde grave, uma vez que pode gerar incapacidade e perda de vida produtiva nos indivíduos acometidos (Vialle et al., 2010). Pode ocorrer em qualquer nível da coluna, porém é mais frequente nas partes lombar e na cervical (Sociedade Brasileira de Reumatologia, 2011).

5.2 Epidemiologia e fisiologia da lombalgia

Lombalgia é o termo utilizado para fazer referência a um quadro doloroso na altura da coluna lombar. Trata-se de um sintoma com etiologia multicausal, como indicado na Figura 5.2.

Figura 5.2 Algumas causas da lombalgia

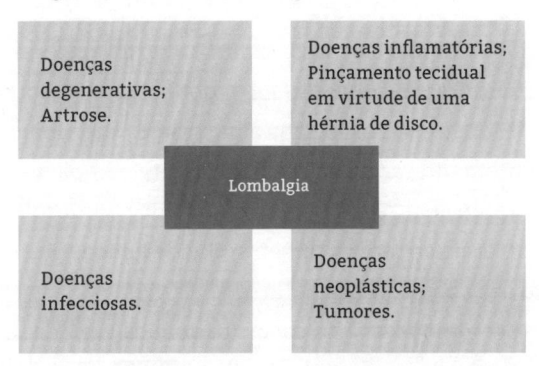

Doenças degenerativas; Artrose.	Doenças inflamatórias; Pinçamento tecidual em virtude de uma hérnia de disco.
	Lombalgia
Doenças infecciosas.	Doenças neoplásticas; Tumores.

Segundo pesquisa realizada pelo Instituto Brasileiro de Geografia e Estatística (IBGE) em 2013, em torno de 27 milhões de brasileiros de "18 anos ou mais de idade (18,5%)" (IBGE, 2014, p. 48) relataram algum tipo de problema crônico de coluna no Brasil.

> Na maioria das Grandes Regiões, os resultados deste indicador apresentaram estimativas semelhantes estatisticamente ao nível nacional: as Regiões Norte, Sudeste e Centro-Oeste registraram o mesmo patamar médio de 16,9%, e a Região Nordeste 19,2%. Apenas a Região Sul mostrou proporção de casos diagnosticados de problema crônico de coluna superior à média nacional, 23,3%. (IBGE, 2013, p. 48)

Entre os problemas crônicos da coluna, destacam-se a lombalgia, doença que cresce não apenas no Brasil, mas em todo o mundo.

Estima-se que a lombalgia afete cerca de 100 milhões de adultos nos Estados Unidos, gerando um custo anual de aproximadamente 635 bilhões de dólares, incluindo despesas com o tratamento e dias de afastamento no trabalho. Quanto à duração, a lombalgia pode ser aguda ou crônica. A maioria das pessoas com lombalgia tem episódios recorrentes. Há evidências de que, como outras situações de dor crônica, a essa doença pode avançar além de um estado sintomático para uma condição complexa, envolvendo alterações anatômicas e funcionais persistentes. Pode ser de etiologia multicausal, com etiologia biológica ou comportamental (Deyo et al., 2015).

A lombalgia pode ser vista como um problema, em grande parte, autolimitante, uma vez que a dor se torna recorrente ou crônica, podendo estar associada à incapacidade de longo prazo e, consequentemente, acarretando significativo impacto socioeconômico (Rutten et al., 2010). Cerca de 80% da população mundial tende a sofrer de ao menos um episódio de lombalgia em algum momento de sua vida (Caraviello et al., 2005).

O crescente número de casos da doença vem chamando a atenção. O elevado número de horas na posição sentada, principalmente em frente a um computador, é frequentemente associado à dor lombar. Diversos estudos demonstram que o desconforto nas costas aumenta com a postura sentada por um período prolongado, mesmo em indivíduos sem história de lombalgia. Embora existam muitas possibilidades de diagnóstico, a maioria dos casos está relacionada a posturas inadequadas e antiergonômicas (Caraviello et al., 2005).

Outro importante fator desencadeador de lombalgia é o desequilíbrio postural. Por isso é fundamental que o professor de Educação Física observe e acompanhe a evolução dos alunos em relação a esse fator. Conhecer a posição ideal dos segmentos corporais bem como os movimentos e as posturas pode contribuir para que o profissional analise seus alunos durante a realização dos movimentos.

5.3 Exercício físico, hérnia de disco e lombalgia

Embora a lombalgia possa ocorrer em virtude de diferentes motivos, vamos discutir duas de suas causas, com o intuito de instigar a reflexão.

Vamos considerar, primeiramente, que a lombalgia acontece em razão de uma (ou até mais) hérnia de disco e, depois, quando resulta do desequilíbrio postural, agravado por um caso de postura inadequada.

A maioria dos estudos aborda os exercícios físicos realizados pelo paciente com hérnia de disco durante o tratamento fisioterápico. Considerando que existem diferentes níveis de comprometimento e que o problema pode ser uma condição prolongada, é importante que o professor fique atento tanto ao que deve fazer quanto ao que deve evitar.

Carvalho et al. (2013) relataram que, em casos de lombociatalgia causada por hérnia de disco lombar, um programa de exercícios físicos combinado com tratamento clínico trouxe uma melhora de 79%, enquanto o tratamento clínico isolado apresentou melhora de 56%. O treinamento consistiu em exercícios de fortalecimento e de alongamento, sempre buscando a estabilidade da pelve (Carvalho et al., 2013), que depende do equilíbrio de quatro grupos musculares: flexores de tronco, extensores de tronco, flexores de quadril e extensores de quadril (Kendall, 2007). Esses grupos, se forem bem trabalhados, podem contribuir para oferecer melhor suporte e harmonia à coluna lombar.

Os movimentos que podem ser realizados por um aluno com hérnia de disco devem ser definidos de acordo com as informações fornecidas pelo médico, pois, dependendo da direção e do sentido da hérnia, diferentes exercícios são indicados.

Já os casos de lombalgia causados pelo desequilíbrio postural agravados por posturas inadequadas mantidas ao longo do dia podem ser amenizados com a realização de exercícios físicos focados em um bom alinhamento postural.

Mais uma vez, é importante ressaltar que não existe uma atividade mais indicada, pois é necessário que o professor esteja atento ao equilíbrio dos segmentos corporais do aluno.

De qualquer forma, vale a pena lembrar que os casos em que o aluno apresenta dor devem ser encaminhados para avaliação médica, porque não é possível fazer determinados diagnósticos sem exames ou análises específicas.

5.3.1 Como identificar desequilíbrios musculares?

É importante, sempre que possível, que o professor de Educação Física converse com os outros profissionais que acompanham o aluno (médico, fisioterapeuta, nutricionista e outros) a fim de analisar detalhadamente os exames e os tratamentos que ele já fez ou que ainda faz. Conhecendo o histórico do aluno e com a liberação médica para a prática, deve ser feita uma avaliação postural detalhada. O principal objetivo do programa de exercícios deve ser a busca pelo equilíbrio muscular.

Independentemente do protocolo escolhido para a avaliação postural, alguns itens sempre devem ser observados. A Figura 5.3, a seguir, mostra, na imagem mais à esquerda, a vista lateral de uma postura adequada: começando pela parte superior da coluna, observa-se a lordose cervical; na posição inferior a ela, está a cifose torácica; abaixo desta, a lordose lombar; e, depois, a cifose sacrococcígea e os demais segmentos corporais alinhados[1].

---

[1] Kendall (2007) apresenta mais detalhes sobre a avaliação postural.

Figura 5.3 Diferentes tipos de postura com alterações das curvas da coluna

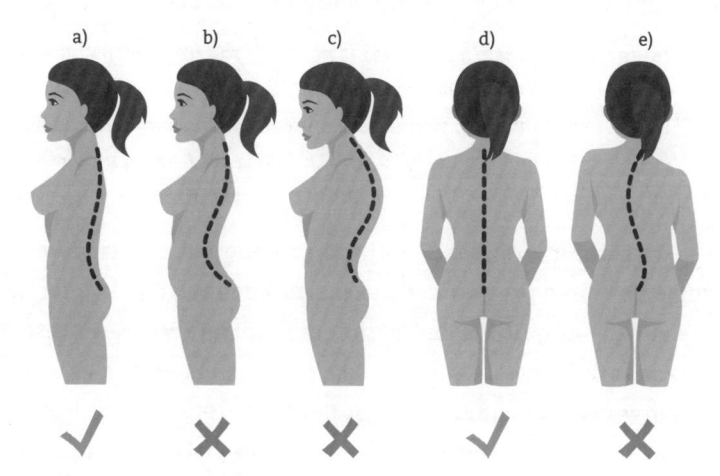

a) b) c) d) e)

a) Postura adequada – vista lateral
b) Aumento da lordose lombar
c) Aumento da cifose torácica
d) Postura adequada – vista posterior
e) Desvio lateral – escoliose

Essas curvas são normais? Sim, elas são normais, conforme explicado anteriormente. O problema é quando elas estão aumentadas ou diminuídas, como também é mostrado a Figura 5.3. Isso pode desencadear dor e sobrecarga nas estruturas osteomioarticulares. A imagem "d" apresenta uma vista posterior: nessa situação, quando a coluna está em equilíbrio, observa-se um alinhamento entre os lados direito e esquerdo e a coluna sem desvios; porém, na imagem "e", está representada uma coluna com desvio lateral, chamado *escoliose*.

No entanto, apenas uma avaliação postural pode não ser suficiente. Por isso, é recomendável realizar testes específicos para músculos ou grupos musculares. Uma vez concluída a avaliação, o programa de exercícios deve ser elaborado de acordo com a necessidade do indivíduo. Nesse sentido, o professor de Educação

Física deve estar atento aos detalhes, sempre buscando o melhor alinhamento possível em todos os segmentos corporais.

Tanto a força quanto a flexibilidade muscular são frequentemente relacionadas com a dor lombar, especialmente quando há retração de isquiotibiais, banda iliotibial; fraqueza da musculatura abdominal e eretores espinhais (Hamill; Knutzen, 2012), o que pode predispor a uma maior incidência de quadros dolorosos. (Silva; Ferretti; Lutinski, 2017, p. 184)

O treinamento cardiopulmonar pode ser realizado em conjunto com o programa de exercícios de resistência e força muscular e amplitude de movimento. Entretanto, devem ser evitadas atividades de alto impacto, como saltos e corridas, pois podem agravar o quadro, e excesso de carga – isso varia de acordo com a aptidão física do aluno. Dessa forma, cautela em relação à amplitude de movimentos de tronco é fundamental. Caso o aluno apresente um quadro álgico, o médico deverá ser consultado. Nesse caso, dependendo da situação, o programa de treinamento poderá ser ajustado ou suspenso.

5.4 Epidemiologia e fisiologia da artrite e da osteoartrite

A artrite é considerada uma doença crônica que atinge as articulações. Trata-se de um processo inflamatório que pode ser desencadeado por modificações no sistema imunológico do organismo. Segundo Vanputte, Regan e Russo (2016, p. 261), a artrite é a inflamação "de uma articulação, levando a dor e rigidez: mais de 100 causas, incluindo agentes infecciosos, distúrbios metabólicos, trauma e distúrbios imunes".

Os principais sintomas dessa patologia são dor, edema, aumento da temperatura na região afetada e vermelhidão. As regiões em que é observada a maior incidência da artrite são as articulações de mãos, pés, punhos, cotovelos, joelhos e tornozelos.

Como consequência do processo inflamatório, ocorrem rigidez matinal, que é bem característica da doença, e fadiga. Mais tarde, quando ela atinge um estágio mais avançado, observa-se a destruição da cartilagem articular, gerando deformidades que são incapacitantes para o paciente.

Já a osteoartrite, também chamada *artrose* ou *osteoartrose*, é uma doença crônico-degenerativa, de etiologia multifatorial, que leva à gradativa perda funcional em virtude do desgaste osteoarticular. O tratamento deve ter uma abordagem multidisciplinar, buscando manter um bom quadro clínico e minimizar as perdas funcionais (Coimbra et al., 2002; Duarte et al., 2013).

A osteoartrite é considerada um traço comum à medida que o indivíduo envelhece, afetando aproximadamente 70% das pessoas com mais de 50 anos e 85% das pessoas com 75 anos ou mais.

A doença inicia-se com pequenas restrições ao movimento e, se não for tratada, pode levar a incapacidades físicas significativas (Duarte et al., 2013). Trata-se, portanto, de uma enfermidade de caráter degenerativo, mas, apesar de ser mais comum em pessoas acima dos 50 anos, existem fatores que tornam precoce o início de seu desenvolvimento, como quadros de inflamação ou de infecção, que podem comprometer a estrutura cartilaginosa, ou traumas – desde movimentos repetitivos, passando por sucessivos microtraumas, até um problema severo, que comprometa a integridade da articulação. Além disso, observa-se uma degeneração crônica da cartilagem e do osso adjacentes à articulação, levando a um estágio de rigidez e dor articular.

Não obstante a osteoartrite ser muito frequente em idosos de ambos os gêneros, em razão do ritmo sedentário da população, ela é observada em idades cada vez mais precoces. As articulações mais acometidas, nesses casos, são joelho, quadril, mãos e coluna vertebral (Duarte et al., 2013).

Vale destacar que a amplitude do movimento articular depende da integridade das estruturas envolvidas. Por isso, quando a articulação sofre um desgaste, o movimento é prejudicado, podendo ocorrer redução da amplitude.

Também há perda na congruência em virtude de mudanças significativas nas superfícies articulares (Camanho, 2001). Isso resulta na liberação de enzimas que degradam a matriz pelos condrócitos, levando, inicialmente, à fibrilação e à fragmentação e, finalmente, ao aparecimento de lesões na superfície articular, como abaulamentos e ulceração da cartilagem (Rejaili et al., 2005), que sofre alterações, deixando de ser homogênea. Em casos mais avançados da doença, o osso subcondral pode ficar exposto.

Esse osso também passa por alterações proliferativas, que, segundo Duarte et al. (2013, p. 194), "aumentam a rigidez óssea, tornando os ossos mais sensíveis ao desenvolvimento de microfraturas". Assim, formam-se calos ósseos, o que aumenta a rigidez e provoca o surgimento de osteófitos, comprometendo toda a estrutura osteoarticular. As enzimas dos lisossomos são responsáveis pela degradação e pela perda do colágeno do tipo II e das proteoglicanas, que são proteínas presentes na matriz do osso. A colagenase, que é a enzima de degradação do colágeno, é ativada por essa alteração metabólica e, com isso, a estrutura articular é destruída (Duarte et al., 2013). Essas tumefações podem ser sentidas nas articulações em exames palpatórios e causam dor e perda parcial do movimento.

Com as alterações anteriormente descritas, começam a surgir crepitações ao se movimentarem as articulações, sendo comum a formação de nódulos, principalmente nas extremidades dos dedos (nódulos de Heberden) e nos joelhos, tornando a articulação instável, porque os ligamentos ficam distendidos. Dessa maneira, tocar ou mover essas regiões torna-se um processo muito doloroso.

Quando a artrose atinge a cintura pélvica, percebe-se rigidez e dor, que limitam a amplitude do movimento nessa região. Na coluna vertebral, por sua vez, a dor tem início nas vértebras comprometidas e irradia-se para toda a estrutura, podendo levar a uma compressão de grupos de nervos que, mais tarde, afetam de forma dolorosa membros superiores e inferiores – isso pode, inclusive, ocasionar uma paresia.

O desenvolvimento da artrose normalmente é lento, mas, se não for tratado de forma adequada, pode incapacitar o indivíduo de alguma forma.

5.5 Exercício físico, artrite e osteoartrite

Em ambos os casos descritos na seção anterior, é importante que o professor de Educação Física conheça todos os exames e tratamentos realizados e a dinâmica da evolução da doença de seu aluno. Conhecendo a história de seus estudantes, o professor pode planejar as melhores atividades.

Vale ressaltar que o exercício físico, dependendo da forma como for orientado, contribui para manter a amplitude de movimento articular e a estabilidade dos segmentos corporais (de acordo com o estágio de comprometimento da doença) ou provocar agravo e aceleração no desgaste osteoarticular.

O bom funcionamento das articulações depende de boas condições fisiológicas. A hipocinesia é prejudicial, pois, entre outros efeitos, pode agravar alterações posturais e provocar uma aceleração na privação da amplitude do movimento articular. Entretanto, atividades que excedam a capacidade das articulações, com movimentos repetitivos, também podem ser um fator de risco. A situação fica mais preocupante se, além da repetição e da sobrecarga, ainda houver o desequilíbrio muscular (Sociedade Brasileira de Reumatologia, 2017).

E como avaliar o risco?

Considerando-se que a busca pelo equilíbrio das estruturas osteomioarticulares é muito importante, é fortemente recomendado fazer observações constantes em relação aos movimentos possíveis de cada segmento corporal. Tomemos, como exemplo, o ombro: Quais são os movimentos a praticar? Pensando apenas em um movimento de rotação: uma pessoa em pé, na vista anterior, apresenta um ombro rodado medialmente. Nesse caso, o que deve ser analisado? Esse é apenas um segmento.

Porém, todos os segmentos devem ser analisados, separadamente, para que, depois, seja feita a relação do corpo como um todo, pois a sobrecarga ou o desequilíbrio em um segmento repercute nos demais em diferentes proporções. Se o ombro está apresentando uma rotação medial, provavelmente o indivíduo apresenta encurtamento dos rotadores mediais e, nesse caso, precisa fortalecer mais os rotadores laterais.

Essa sequência de raciocínio é complexa, contudo, é assim que o profissional aprende a reconhecer as ações e os respectivos desequilíbrios de cada segmento corporal. Nossa intenção é instigar e orientar uma linha de raciocínio para estimular a reflexão e a compreensão sobre os processos de observação e análise.

Por isso, ressaltamos mais uma vez que, antes de iniciar qualquer planejamento de exercícios, é importante realizar uma boa análise sobre as condições de equilíbrio das estruturas osteomioarticulares do indivíduo. Conhecendo as características funcionais do aluno em detalhes, maior será a chance de o professor elaborar um programa seguro.

Os exercícios físicos, quando realizados adequadamente, podem contribuir para manter, na medida do possível, a amplitude do movimento articular, bem como a estabilidade das articulações. Tudo isso pode ser planejado por meio de uma abordagem interdisciplinar (Sociedade Brasileira de Reumatologia, 2017). A prática de atividades físicas deve ser estimulada, porém sempre sob a supervisão de um profissional capacitado, para orientar o indivíduo em relação à ergonomia, tanto nas atividades laborais quanto nas domésticas e de lazer.

Práticas de resistência e força muscular, alongamento e amplitude de movimento são recomendados para melhorar a estabilidade articular. Ações isométricas podem ser utilizadas, principalmente nos segmentos em que já tiver ocorrido a perda de amplitude de movimento. Tanto os exercícios isotônicos quanto os isométricos devem ser quantificados de acordo com as possibilidades de cada aluno, considerando-se o estágio da doença, a perda de amplitude dos movimentos e o quadro de dor. Também são importantes as atividades de propriocepção, uma vez que há a necessidade de adaptação constante, em virtude das alterações funcionais gradativas.

Por fim, devem ser evitados movimentos bruscos e de alto impacto, uma vez que são fatores de risco e de agravo. Os alunos também devem ser orientados em relação aos aspectos ergonômicos das atividades domésticas, laborais e de lazer.

III Síntese

Iniciamos este capítulo analisando as características da coluna vertebral e a importância de uma boa postura na prevenção de desequilíbrios musculares. Refletimos sobre o quanto é importante realizar observações minuciosas antes de indicar exercícios para os alunos. Como o foco de nossa discussão é o indivíduo pertencente a um grupo especial, apresentamos os conceitos de hérnia de disco e lombalgia.

Na sequência, verificamos as propriedades da artrite e da artrose, tópicos pouco debatidos entre os profissionais de educação física. Contudo, a grande incidência de cada uma dessas doenças e o grande número de indivíduos acometidos por elas que, após tratamento médico e reabilitação, buscam a orientação para a continuidade da prática de exercício físico mostra a importância de debater algumas questões a fim de esclarecer conceitos essenciais, como a responsabilidade de trabalhar com indivíduos portadores dessas enfermidades.

Concluímos o capítulo ressaltando que o exercício físico pode ser uma ferramenta para auxiliar ou para agravar os quadros vistos anteriormente, o que evidencia a necessidade de que os profissionais de educação física aprofundem seus conhecimentos acerca do movimento humano para melhor trabalhar com indivíduos de grupos especiais.

Atividades de autoavaliação

1. A coluna vertebral, quando observada pela vista lateral, apresenta as seguintes curvaturas: lordose cervical, cifose torácica, lordose lombar e cifose sacrococcígea. Sobre essas curvaturas, é correto afirmar:

   a) Podem ser primárias ou secundárias. As primárias são aquelas que apresentam uma concavidade anterior (cifose), como um embrião. São mantidas nas partes torácica e sacrococcígea da coluna até a vida adulta. Já as secundárias têm concavidade posterior (lordose). A lordose cervical é formada quando a criança começa a controlar os movimentos de cabeça e pescoço. A lordose lombar, por sua vez, aparece quando a criança começa a movimentar o tronco, até conseguir ficar em pé.

   b) Podem ser primárias ou secundárias. As primárias são aquelas que apresentam concavidade posterior (lordose). A lordose cervical é formada quando a criança começa a controlar os movimentos de cabeça e do pescoço. A lordose lombar aparece quando a criança começa a movimentar o tronco, até conseguir ficar em pé. Já as secundárias têm concavidade anterior (cifose), como o embrião. São mantidas nas partes torácica e sacrococcígea da coluna até a vida adulta.

c) A coluna vertebral apresenta apenas curvaturas primárias.
d) As curvaturas da coluna vertebral são todas do tipo cifose, ou seja, com uma concavidade posterior.

2. O aumento do número de horas na posição sentada, principalmente em frente a um computador, é frequentemente associado à dor lombar (lombalgia). Além da sobrecarga por permanecer muitas horas na mesma posição, é correto afirmar que a lombalgia:

a) pode ter como causa o desequilíbrio muscular.
b) não tem relação com postura.
c) não provoca faltas no trabalho.
d) não tem impacto na vida da pessoa.

3. A artrite e a artrose são doenças de causas distintas, embora ambas possam levar à diminuição da amplitude do movimento articular. Considerando-se a importância de conhecer a diferença entre elas, é correto afirmar:

a) A artrite é uma doença crônica que atinge as articulações, com um processo inflamatório, enquanto a artrose é uma doença crônico-degenerativa que leva à perda funcional gradativa em virtude do desgaste osteoarticular.
b) A artrite é o mesmo que a artrose.
c) A artrite é uma doença crônico-degenerativa que leva à perda funcional gradativa em virtude do desgaste osteoarticular, enquanto a artrose é uma doença crônica que causa um processo inflamatório nas articulações.
d) Nenhuma delas tem impacto nas estruturas osteomioarticulares.

4. Um aluno chega à academia com um quadro de hérnia de disco lombar. Após tratamento médico, foi orientado a realizar exercícios físicos para melhorar a estabilidade da coluna. Dessa forma, seria prudente que ele realizasse:

a) exercícios localizados de membros superiores e treino com corrida.
b) exercícios localizados com ênfase na estabilidade da pelve e exercícios de baixo impacto, como a caminhada.
c) exercícios com muita carga, pois isso não afeta o quadro de sua doença.
d) apenas treino de corrida.

5. Alguns casos de lombalgia acontecem em razão do desequilíbrio postural agravado por posturas inadequadas mantidas ao longo do dia. Esse quadro pode ser amenizado quando são realizados exercícios físicos com foco no bom alinhamento postural. Um segmento muito importante para essa estabilidade é a pelve. Considerando-se a relevância dessa região para manter a estabilidade da coluna lombar, é correto afirmar que a estabilidade da pelve depende do equilíbrio dos seguintes grupos musculares:

a) Flexores de tronco, extensores de tronco, flexores de joelho e extensores de joelho.
b) Flexores de tronco, extensores de tronco, flexores de ombro e extensores de ombro.
c) Flexores de tronco, extensores de tronco, flexores de quadril e extensores de quadril.
d) Flexores de quadril e extensores de quadril.

■ Atividades de aprendizagem

Questões para reflexão

1. Sendo o equilíbrio muscular tão importante, reflita sobre quais são os músculos responsáveis pela flexão e extensão do tronco e pela flexão e extensão do quadril. Pense em dois exercícios, um de fortalecimento e outro de alongamento, para cada um desses grupos musculares.

2. A corrida vem ganhando novos adeptos a cada dia. Considerando que existe um impacto importante durante a realização dessa atividade, investigue os pontos positivos e negativos sobre essa prática, levando em conta as seguintes questões:

- Para alunos que não apresentam hérnia de disco, a corrida pode ser um fator de risco? Se sim, como minimizar isso?
- Para alunos que apresentam hérnia de disco, existem formas seguras de eles praticarem a atividade, sem agravar o quadro já existente?

Atividade aplicada: prática

1. Nos primeiros anos de vida, a criança passa por adaptações posturais e, por isso, é importante que o professor de Educação Física conheça cada um de seus alunos para melhor elaborar atividades de acordo com suas necessidades e as etapas de seu desenvolvimento motor, uma vez que muitos dos problemas posturais podem ter início na infância (Kendall, 2007). Dessa forma, comece a elaborar uma relação das atividades que costumam ser aplicadas em cada faixa etária e que possibilitem a orientação postural. No começo, pode parecer difícil. Assim, para facilitar o trabalho, comece revendo os conceitos anatômicos (planos e eixos, descrição de movimentos); depois, leia o capítulo sobre postura do livro *Músculos: provas e funções*, de Kendall (2007). Após a leitura e depois de associá-la a suas observações, procure perceber como aproveitar melhor os exercícios em diferentes idades para que possam contribuir para a prevenção de problemas posturais.

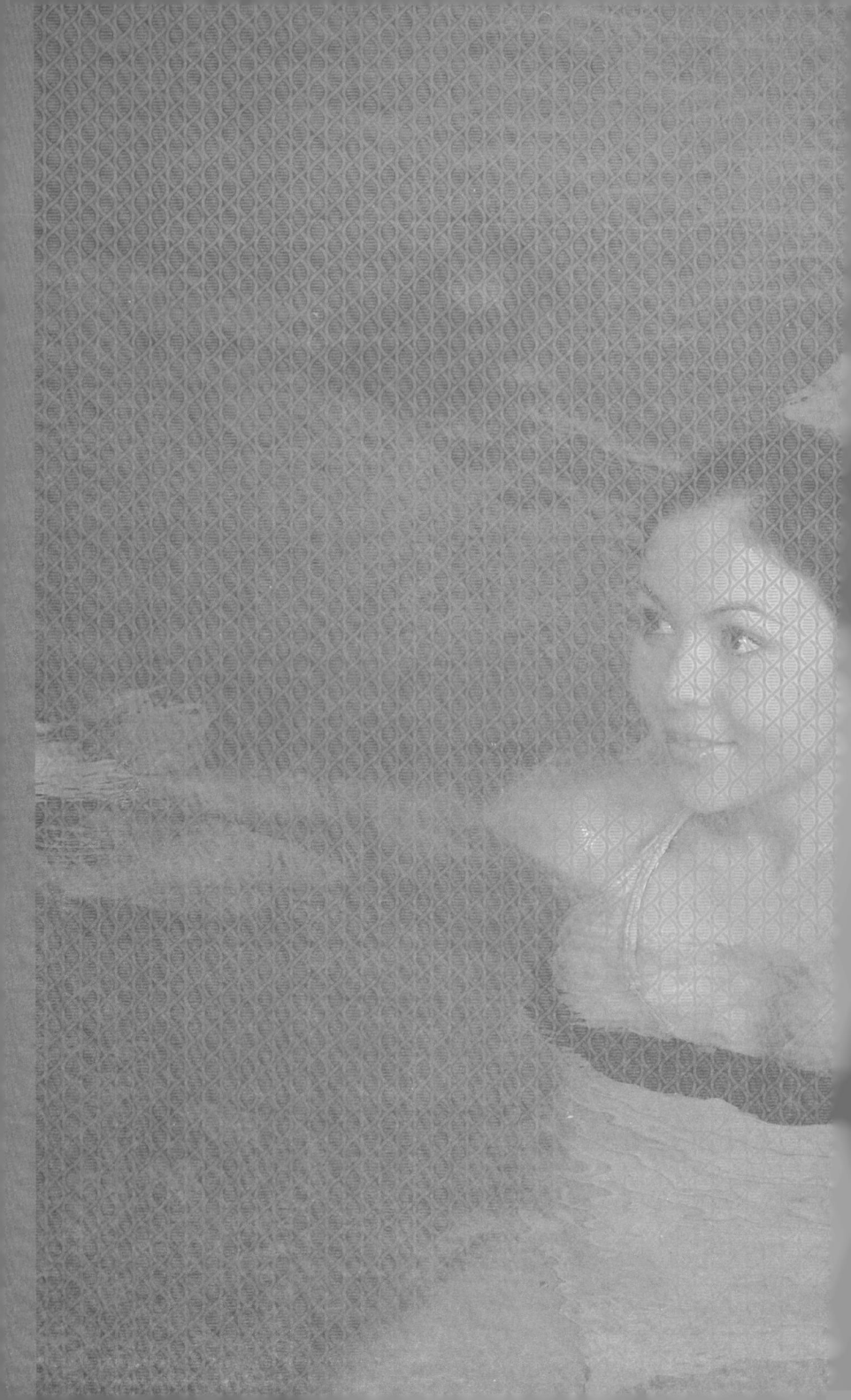

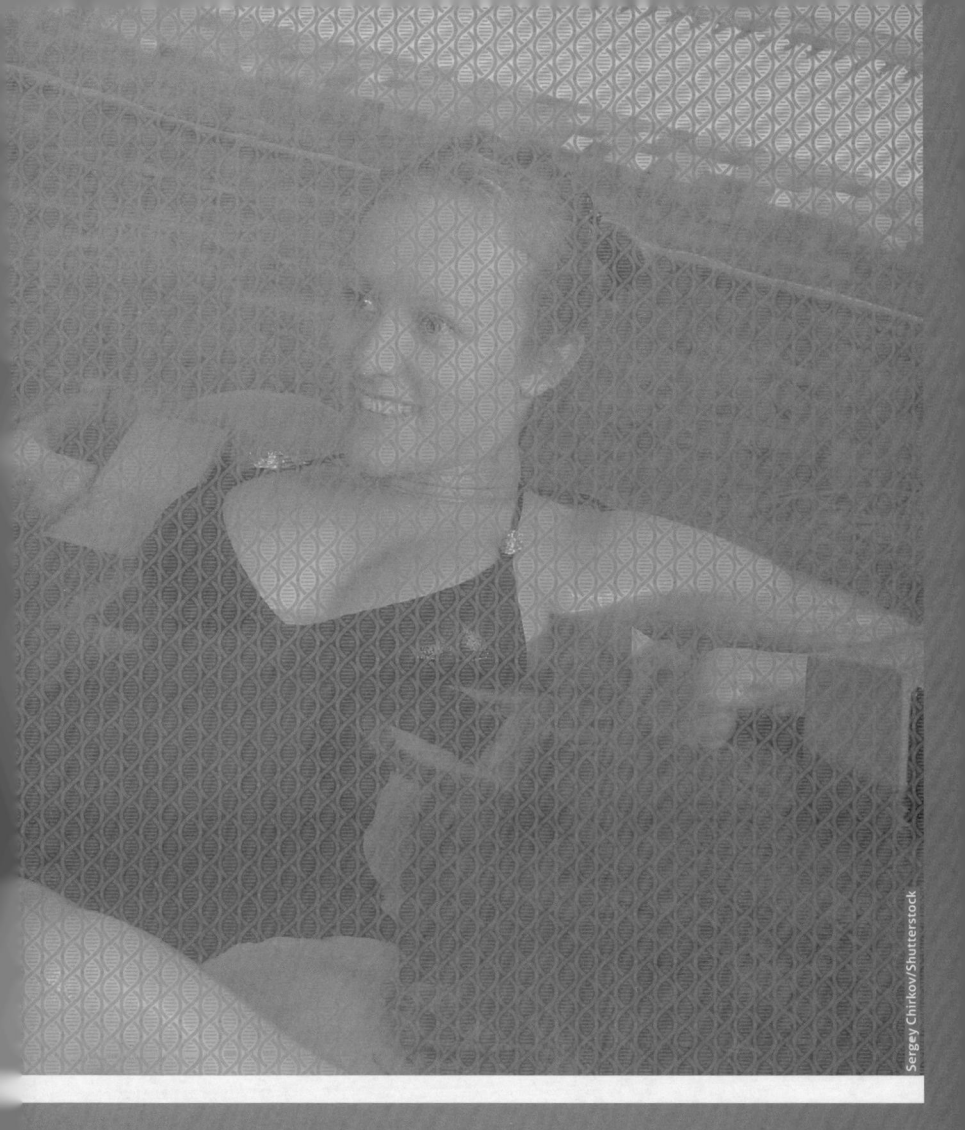

Capítulo 6

Saúde da mulher

N**este capítulo,** abordaremos as questões hormonais e suas repercussões no corpo da mulher na menarca e durante a menacme.

Nosso objetivo é apresentar a fisiologia do ciclo menstrual, da gestação e do puerpério, conhecimento fundamental para a avaliação das melhores possibilidades de exercícios físicos para mulheres em condições especiais de saúde.

6.1 Aspectos fisiológicos

Há muitas dúvidas envolvendo a prática de exercícios físicos por mulheres em virtude da variação da incidência hormonal durante o ciclo menstrual. Nesse sentido, são comuns os seguintes questionamentos: As mulheres podem praticar exercício físico durante o ciclo menstrual? Existem exercícios mais indicados para as diferentes fases do ciclo? O humor e a disposição podem mudar por causa dos hormônios?

Em vista dessas e de outras perguntas, é preciso entender como os hormônios interferem na vida das mulheres e, principalmente, o que se pode fazer ou adequar, em relação aos treinos, para que elas obtenham os melhores resultados.

Inicialmente, é necessário esclarecer alguns conceitos e indicar reflexões sobre o tema. Quando as meninas chegam à puberdade, experimentam uma série de transformações orgânicas e psicológicas. É nesse período que acontece a **menarca**, que se caracteriza pelo sangramento originado da descamação da parede interna do útero, denominada *endométrio*, ou seja, trata-se da "primeira menstruação" (Ferreira, 2010, p. 1309).

E essa primeira menstruação acontece no mesmo período para todas as meninas? Não, pois o sangramento inicial pode ocorrer por volta dos 11 aos 16 anos – mas não limitado a essas idades. Nesse período, é possível observar modificações nas tubas uterinas, nos ovários, no útero e na genitália externa, sendo a principal modificação o aumento significativo de tamanho dessas regiões. Há maior depósito de tecido adiposo na região das mamas e da cintura pélvica, quando começa a transformação gradativa do corpo de menina para um corpo com aspecto de adulto (Vanputte; Regan; Russo, 2016).

Também é observado que os ductos que formam as glândulas mamárias aumentam, dando maior volume a essas estruturas. Os pelos começam a se desenvolver na região das axilas e da genitália externa e também ocorre uma sutil alteração na voz – embora essa última modificação seja bem mais característica no gênero masculino.

O desejo sexual começa a se desenvolver. O estímulo para que todas essas modificações aconteçam é hormonal, e "taxas elevadas de secreção de estrogênio e progesterona pelos ovários são as principais responsáveis pelas mudanças associadas com esta fase" (Vanputte; Regan; Russo, 2016, p. 1043).

Todas essas alterações podem acontecer de forma harmoniosa para algumas meninas, porém, para outras, representa um momento difícil. Por isso, vale a pena ficar atento, pois, às vezes, o afastamento das aulas ou de atividades pode ocorrer em virtude de dor (dismenorreia) ou vergonha do próprio corpo, uma vez que ele passa por uma série de modificações. O profissional de educação física, quando consegue compreender as transformações e respeitar como cada menina lida com elas, provavelmente terá mais chance de aderência a suas aulas.

Mas tudo isso acontece de uma hora para outra? Esses hormônios já existiam ou aparecem apenas na adolescência?

A menina já nasce com esses hormônios (estrogênio e progesterona). Na infância, eles estão presentes em pequenas quantidades, assim como o hormônio luteinizante (LH) e o hormônio folículo-estimulante (FSH). Na fase da puberdade, o hipotálamo produz hormônio liberador da gonadotrofina (GnRH), que tem como função estimular a liberação de FSH e LH e mantê-la de forma cíclica (Vanputte; Regan; Russo, 2016).

Com a menarca, tem início, na mulher, o período considerado *fértil*, que recebe o nome de *menacme* ou *menacma*. Essa época começa com a primeira menstruação (menarca) e vai até a menopausa, que é a "cessação da menstruação" (Ferreira, 2010, p. 1309). Percebe-se, então, que são fases bem distintas na vida da mulher, cada uma delas com características e necessidades específicas. Assim, em resumo: a primeira menstruação é a **menarca**, a última é a **menopausa** e, entre elas, há a **menacme**, que é o período reprodutivo da mulher. Assim, o ciclo menstrual é um processo que acontece todos os meses ao longo da menacme. A não ser que ocorra algum evento que o interrompa – gravidez, adoção de tratamento que interfira no ciclo ou doença –, ele terá início, meio e fim sempre da mesma forma.

Vale a pena relembrar as funções do hipotálamo e da hipófise, que "comandam" as alterações hormonais do ciclo menstrual. A Figura 6.1, a seguir, ajuda a facilitar a compreensão desse processo.

Figura 6.1 Hipotálamo e hipófise: controle hormonal da ovulação

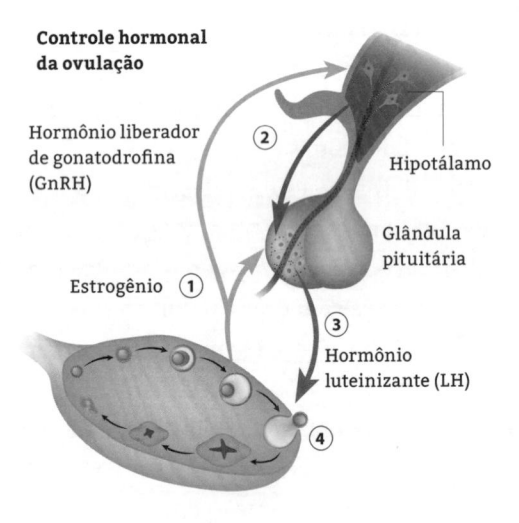

Controle hormonal da ovulação

Hormônio liberador de gonatodrofina (GnRH) ②

Hipotálamo

Estrogênio ①

Glândula pituitária

③ Hormônio luteinizante (LH)

④

Alila Medical Media/Shutterstock

6.1.1 Ciclo menstrual

Considera-se **ciclo menstrual** o conjunto de eventos que culminam na descamação do endométrio, que é a camada interna do útero. O consequente sangramento desse evento é denominado *menstruação* e "começa com uma vasoconstricção pronunciada das artérias espiraladas, mediada por prostaglandinas, o que leva a um dano isquêmico no local. Células inflamatórias infiltram-se, nessa região, causando a quebra adicional do revestimento" (Preston; Wilson, 2014, p. 444).

A menstruação ocorre de forma cíclica no organismo de mulheres em idade fértil. Naquelas que não estão grávidas, o ciclo pode durar de 18 a 35 dias (ciclo ovulatório), sendo observado o período mais comum de 28 dias. Além disso, o ciclo menstrual pode ser dividido em dois:

> o **ciclo ovariano** e o **ciclo endometrial**. O ciclo ovariano envolve o desenvolvimento folicular, e o ciclo endometrial envolve as alterações associadas no revestimento endometrial. Ambos são controlados e regulados pelo eixo hipotálamo-hipófise-ovários. A duração média desses ciclos é de aproximadamente 28 dias, mas os ciclos menstruais podem variar por alguns dias. A maior variabilidade na duração do ciclo ocorre no início e no fim dos anos reprodutivos. (Preston; Wilson, 2014, p. 442, grifo do original)

É importante perceber como essas alterações acontecem ao longo do ciclo menstrual. A Figura 6.2, a seguir, mostra as alterações hormonais dos folículos (ciclo ovariano) e do endométrio (ciclo endometrial).

Figura 6.2 Ciclo menstrual

Nível hormonal
- LH
- FSH
- Estrogênio
- Progesterona

Desenvolvimento folicular

Dias do ciclo
1 2 3 4 5 6 7 8 9 10 11 12 13 **14** 15 16 17 18 19 20 21 22 23 24 25 26 27 28

Fase folicular — Fase ovulatória — Fase lútea

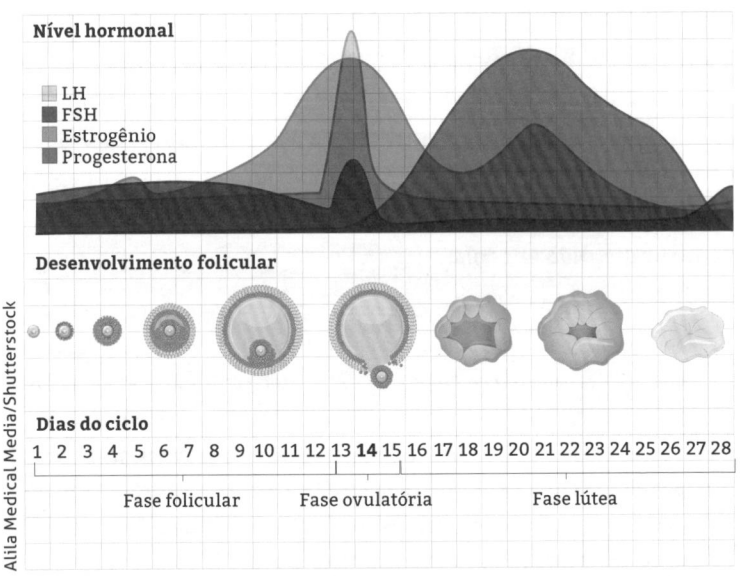

O lado esquerdo da imagem representa o início do ciclo, e o direito, o fim. Na parte superior, estão expostas as oscilações hormonais que ocorrem durante o ciclo; na parte intermediária, está retratado o ciclo ovariano.

No começo do ciclo, ocorre a fase folicular, quando há um aumento gradativo de liberação de estrogênio. No período da fase ovulatória, tem início a liberação máxima de estrogênio, do LH e do FSH. Na fase lútea, após a ovulação, a liberação de estrogênio diminui e dá-se a máxima liberação de progesterona.

Na porção inferior da figura, está representado o ciclo folicular, indicando inicialmente os folículos em desenvolvimento. Em seguida, há a estrutura já com a maturação completa. Na fase final, ocorre a formação do corpo lúteo e, por fim, este se degenera. No primeiro dia do ciclo menstrual, o hipotálamo libera o hormônio GnRH, agindo diretamente na glândula adeno-hipófise, que é responsável pelo início da produção – e pela liberação – dos hormônios LH e FSH em pequenas quantidades, fazendo com que os folículos cresçam e passem pelo período de maturação (Guyton, 1998). A Figura 6.3, a seguir, mostra essa sequência.

Figura 6.3 Primeiro dia do ciclo menstrual

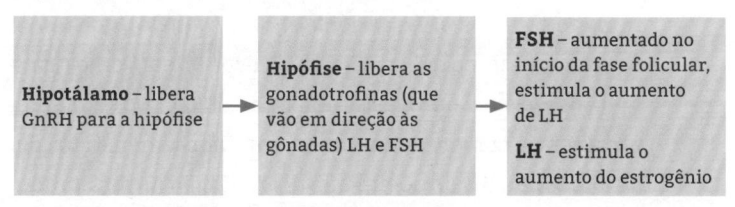

Hipotálamo – libera GnRH para a hipófise	→	Hipófise – libera as gonadotrofinas (que vão em direção às gônadas) LH e FSH	→	FSH – aumentado no início da fase folicular, estimula o aumento de LH LH – estimula o aumento do estrogênio

Os hormônios LH e FSH também estimulam a secreção de estrogênio. O LH tem a função de estimular as células de uma camada denominada *teca* a produzir hormônios androgênios, que serão transformados em estrogênio, o qual cumpre o papel de aumentar os receptores de LH na fase folicular. A quantidade de FSH nessa etapa diminui em razão da produção de um hormônio chamado *inibina*, que, como o nome sugere, inibe a produção de FSH (Guyton, 1998).

Considera-se *fase proliferativa* o período compreendido entre o final da menstruação e o início da ovulação, porque, após a descamação, existe um rápido desenvolvimento da mucosa uterina.

Por que isso acontece?

Após a descamação, há a necessidade de uma reestruturação das camadas do endométrio porque, futuramente, poderá ocorrer a fecundação, a qual depende dos nutrientes dessa camada para possibilitar a continuidade da gestação, entre outros fatores.

O aumento da produção de LH caracteriza o **pico de LH** e estimula a fase de ovulação, transformando o folículo ovulado no corpo lúteo e estimulando o oócito primário a realizar a fase inicial da meiose durante a ovulação. O tamanho do folículo aumenta e enzimas proteolíticas destroem o tecido que prende o folículo ao ovário, caracterizando a ovulação. Após a liberação do oócito, a produção de estrogênio diminui e começa a criação de progesterona.

A partir dessa *fase*, podem suceder duas situações:

1. Se ocorrer a fecundação do oócito, a camada externa do futuro embrião começará a secretar um hormônio denominado *gonadotrofina coriônica humana* (hCG), que tem a função de inibir a degeneração do corpo lúteo. Como resultado, os níveis de progesterona e de estrogênio se manterão altos na corrente sanguínea, inibindo a menstruação.
2. Se a fecundação do oócito não ocorrer, não haverá produção de hCG e, por consequência, as células que formam o corpo lúteo se degenerarão após 14 dias, em média, e os níveis de progesterona e estrogênio diminuirão na corrente sanguínea, levando à ocorrência de um novo ciclo menstrual (Vanputte; Regan; Russo, 2016).

Denomina-se *fase secretora* o período depois da ovulação e antes da próxima menstruação, porque ocorre secreção hormonal em grande quantidade.

Estudos comprovam que o estrogênio presente no organismo atua diretamente na quantidade de junções comunicantes do músculo. No músculo liso localizado no útero, formando o miométrio, o aumento de quantidade das junções determina as contrações essenciais durante o parto (Moore; Persaud; Torchia, 2016).

O estrogênio é responsável pela proteção do sistema cardiovascular, pois apresenta efeito direto sobre a parede do vaso sanguíneo e sobre o metabolismo de lipídios. Essa associação entre os receptores inibe o desenvolvimento de placas de ateroma e de processos inflamatórios vasculares e auxilia a diminuição das reações relacionadas com a agregação plaquetária (Moore; Persaud; Torchia, 2016). Estudos demonstram que esse hormônio também causa um efeito negativo nos miócitos, diminuindo a força de contração dessas células.

Além disso, o estrogênio pode influenciar a expressão gênica dos genes e das enzimas envolvidos diretamente na síntese do colágeno e da elastina, resultando na pouca produção das proteínas da matriz extracelular e aumentando o fluxo sanguíneo arterial (Moore; Persaud; Torchia, 2016).

6.2 Exercícios e dismenorreia

A **dismenorreia** pode ser definida como uma cólica menstrual – que pode trazer sérios transtornos para a mulher –, causada por fortes contrações do útero para liberar o endométrio, no período da menstruação. Dessa forma, a dismenorreia é originada do endométrio necrosado, que, para ser removido, provoca um processo inflamatório liberando prostaglandina, que é uma classe de "substâncias fisiologicamente ativas presentes em muitos tecidos; entre os seus efeitos, estão a vasodilatação, a estimulação e a contração do músculo liso uterino, bem como a promoção da inflamação e da dor" (Vanputte; Regan; Russo, 2016, p. 1174).

Muitas mulheres sentem dor durante o ciclo menstrual e utilizam medicamentos para aliviar os sintomas. Porém, os exercícios físicos podem ser uma ferramenta muito eficiente e favorável na prevenção desse tipo de desconforto (Teixeira; Oliveira; Dias, 2013).

Além disso, o exercício apresenta um resultado mais positivo na dismenorreia primária do que na secundária, explicadas na Figura 6.4. Esse fato deve ser considerado, bem como o comportamento da pessoa, para um melhor controle sobre os efeitos do exercício.

Figura 6.4 Classificação da dismenorreia

Dismenorreia primária	Dismenorreia secundária
Não tem relação com outras patologias. O aumento (acúmulo) de prostaglandinas durante o ciclo menstrual é um dos responsáveis pela sensação dolorosa.	Ocorre como consequência de patologias como a endometriose.

O exercício regular pode aliviar os sintomas e minimizar o quadro doloroso quando ocorre a dismenorreia primária porque promove a liberação de endorfinas, que remete a uma sensação de bem-estar, inibindo o efeito álgico (de dor) das prostaglandinas, além de aumentar o fluxo sanguíneo pela vasodilatação (Vanputte; Regan; Russo, 2016). Vale lembrar que é importante realizar uma boa avaliação física antes da elaboração do programa de treinamento.

Para os casos de dismenorreia primária são indicados exercícios aeróbios para a aptidão cardiorrespiratória com intensidade moderada, que corresponde ao intervalo de 60% a 80% da frequência cardíaca máxima obtida por meio de um teste de esforço. A duração pode ser de 30 a 60 minutos, e a frequência, de 3 a 5 vezes por semana.

Quanto aos exercícios de resistência e força muscular, é possível optar tanto pelos isotônicos quanto pelos isométricos. No entanto, ambos devem ser planejados com base nos resultados da avaliação inicial, sempre buscando a melhor condição de equilíbrio funcional – avaliação postural e testes específicos para músculos e grupos musculares.

6.2.1 Origem e ação das prostaglandinas

Na cólica menstrual, a dor é classificada como *rápida* ou *epicrítica* e se mostra bem localizada, gerada por estímulo químico. Ela sempre é transmitida por fibras nervosas mielínicas – que apresentam ao redor do axônio a bainha de mielina.

A cólica menstrual é considerada um espasmo muscular (músculo liso) estimulador de mecanorreceptores, porque comprime vasos sanguíneos, levando a região a um quadro de isquemia – do grego *isch-*, "restrição", e *hema*, "sangue" (Vanputte; Regan; Russo, 2016, p. 1168) –, que é a interrupção do fluxo sanguíneo e a consequente falta de circulação na região de um tecido.

No mecanismo da dor causado pela cólica menstrual, são liberadas substâncias denominadas *prostaglandinas*, sinalizadores celulares considerados marcadores com origem lipídica e atividade semelhante à dos hormônios. Não estão presentes na corrente sanguínea, pois sua área de atuação é sempre na célula em que foram produzidos ou nas células vizinhas.

Nesse mecanismo, as prostaglandinas são responsáveis por realizar diferentes atividades metabólicas na fisiologia e na patologia de determinadas vias: vasodilatação ou vasoconstrição em diferentes tecidos; hiperalgesia; contração ou relaxamento da musculatura uterina durante o período de descamação do endométrio; hipotensão; ovulação etc. As prostaglandinas fazem parte de um grupo químico denominado *eicosanoide*, que é derivado do ácido araquidônico. Uma enzima denominada *cicloxigenase* (COX) estimula a formação de um anel com cinco átomos de carbono (pentano), que apresenta muitas instaurações. Esse processo químico ocorre por meio de estímulos nas membranas das células, o que desencadeia reações patológicas, fisiológicas ou farmacológicas (Vanputte; Regan; Russo, 2016).

6.3 Gestação: aspectos fisiológicos

O período gestacional provoca uma série de alterações hormonais em virtude da necessidade de preparar o corpo da mulher para o desenvolvimento de um novo ser. Dessa forma, vamos discutir, a partir de agora, quais são essas transformações, para melhor refletir sobre as escolhas dos programas de exercícios mais indicados durante essa fase da vida tão especial.

6.3.1 Alterações hormonais na gestação

Com o início da gestação, serão produzidos diferentes hormônios, para adequar o corpo feminino à nova condição. Os principais são a gonadotrofina coriônica, o estrogênio, a progesterona, o lactogênio placentário humano e a oxitocina.

A **gonadotrofina coriônica** é responsável por estimular o corpo lúteo a produzir quantidades maiores de progesterona e estrogênio para manter a gestação e evitar que esse corpo se degenere ao fim do ciclo menstrual, fato que ocorre quando não há fecundação. Também é responsável por aumentar o volume do endométrio já existente, a fim de elevar consideravelmente as reservas nutritivas para o futuro embrião e permitir que sua nidação (fixação da massa celular no endométrio após a fecundação) seja realizada com sucesso. Inicialmente, a gonadotrofina coriônica é sintetizada pelas células da região do trofoblasto, localizada na blástula, que é o conjunto de células que realiza a nidação. Após a décima primeira semana de gestação, a placenta passa a ser responsável pela produção da gonadotrofina coriônica (Moore; Persaud; Torchia, 2016).

O **estrogênio**, durante a gestação, é responsável por aumentar o volume do útero e das mamas – nesse caso, porque estimula a produção de tecido mamário glandular. É possível verificar, sob estímulo do estrogênio, um crescimento na dimensão da genitália externa e o relaxamento de ligamentos da pelve (por ação da relaxina). Isso ocorre para que a articulação sacroilíaca fique mais flexível e haja aumento na elasticidade da sínfise púbica. Durante o parto normal, esses fatores facilitam a passagem do feto pelo canal vaginal. Sob efeito do estrogênio, a divisão mitótica que origina o embrião segue um ritmo específico.

Outro hormônio que aumenta em quantidade durante o período gestacional é a **progesterona**. Antes de a placenta ser completamente formada, a progesterona é produzida pelo corpo lúteo em quantidades específicas. No último trimestre de gestação, a quantidade desse hormônio no organismo materno é muito grande e ele passa a ser produzido pela placenta. A função da progesterona tem relação com o desenvolvimento de células no endométrio do útero, denominadas *deciduais* e responsáveis pela nutrição da estrutura celular que vai formar o embrião. A substância também é responsável por diminuir as contrações uterinas – que podem levar a um aborto espontâneo – e estimular a clivagem (divisões celulares constantes do zigoto para formar a mórula), fazendo com que as mamas aumentem seu volume para iniciar a lactação (Moore; Persaud; Torchia, 2016).

O **lactogênio placentário humano** é um hormônio que começa a ser produzido por volta da quinta semana de gestação. Inicialmente, ele é secretado em pouca quantidade, mas, à medida que a gravidez evolui, a quantidade do hormônio também aumenta. Sua função é estimular o crescimento das mamas para a futura lactação e regular a quantidade de proteína que será disponibilizada pela mãe para o feto (Moore; Persaud; Torchia, 2016).

A neuro-hipófise é responsável por produzir o hormônio **oxitocina**. Sua quantidade é muito grande no período final da gestação porque ela é responsável por agir sobre o músculo liso do útero, estimulando as contrações no parto. Ele não é a única substância que estimula as contrações, pois o hormônio da adeno-hipófise também participa desse processo (Vanputte; Regan; Russo, 2016).

Além das contrações uterinas, a oxitocina também é responsável pela liberação do leite materno no período pós-parto, num processo denominado *ejeção do leite*. Esse hormônio age diretamente nos alvéolos das mamas, fazendo com que o leite produzido seja levado para os ductos de onde será sugado pelo recém-nascido. Essa ação ocorre pelo estímulo da sucção do mamilo pelo bebê, o que libera sinais químicos a serem transmitidos pelos nervos sensitivos à região encefálica responsável por essa função. Células mioepiteliais – que fazem parte do tecido epitelial presente nas glândulas e que têm a capacidade de se contrair, estimulando a secreção de substâncias – facilitam a eliminação do leite materno pelos mamilos (Moore; Persaud; Torchia, 2016).

6.3.2 Alterações fisiológicas e anatômicas durante a gestação

O período gestacional provoca intensas alterações fisiológicas e anatômicas no corpo da mulher. À medida que acontece o crescimento uterino e fetal, observa-se uma alteração do centro de massa do organismo da mulher, que se torna anteriorizado. Isso tende a provocar uma anteroversão da pelve com aumento da lordose lombar. Dessa forma, o corpo da grávida vai adaptando a posição da cabeça, do pescoço e da cintura escapular e, em relação aos membros inferiores, faz um alargamento de base, o que ajuda a manter o equilíbrio. O modo de caminhar da gestante (após todas essas adaptações) é chamado de *marcha anserina*.

O aumento de massa corporal e as alterações posturais podem agravar as modificações que ocorrem durante o período gestacional, podendo desencadear quadros álgicos, como a lombalgia, que fica mais frequente nos últimos meses. O quadro pode ser agravado se a gestante já tiver histórico do sintoma e há maior risco ainda se ela estiver muito acima da massa corporal considerada adequada para boas condições de saúde.

Outro ponto importante a ser considerado, ainda em relação à anteroversão de pelve acentuada, é, que, segundo Palma (2009) pode comprometer a função de estabilidade da musculatura do períneo e, portanto, o mecanismo de continência. Palma (2009, p. 327) também menciona Morkved e Bo (1999), para os quais "a prevalência da incontinência urinária varia entre 23% a 67% na gestação e 6% a 29% no pós-parto". Isso pode acontecer por alguns motivos (do ponto de vista mecânico): aumento de massa corporal, mudança do centro de massa e afrouxamento musculotendinoso pela ação da relaxina durante o período gestacional.

6.4 Exercício e gestação

Durante o período gestacional, acontecem alterações mecânicas, funcionais e hormonais, a fim de preparar o corpo da mulher para o período de crescimento uterino e fetal. Uma vez que tudo isso acontece em pouco tempo, devem ser realizados exercícios posturais, com muita atenção ao equilíbrio e à posição da pelve.

Deve-se pensar, em primeiro lugar, na questão da segurança da gestante. Conforme descrito anteriormente, em virtude da alteração do centro de massa, ocorre uma série de adaptações na postura da mulher.

Dessa forma, os exercícios devem ser feitos em ambiente seguro, sempre tomando cuidado com o equilíbrio: se for exercício em pé, uma possibilidade é manter um alargamento de base para melhor estabilidade; sendo laterolateral, colocam-se os pés um ao lado do outro, principalmente nos casos de atividades com movimentos no plano coronal (abdução de ombro, por exemplo). O alargamento de base também pode acontecer com apoio anteroposterior – um na frente e outro atrás, mantendo um afastamento lateral suficiente para que a gestante possa conservar-se estável –, para propiciar melhor equilíbrio, como mostra a Figura 6.5, ou quando os movimentos forem realizados no plano sagital (flexão e extensão de ombro, por exemplo). É importante que a gestante se sinta segura para realizar a atividade ou o exercício físico, podendo, também, optar por apoio extra, quando necessário – usando barras, por exemplo, ou executando os exercícios em posição sentada em vez de em pé.

Figura 6.5 Gestante em posição de equilíbrio com alargamento de base anteroposterior

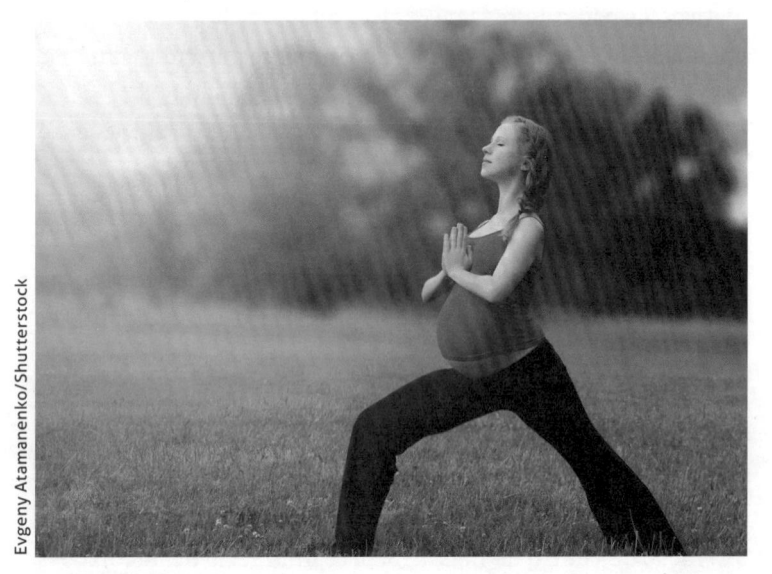

A posição de decúbito dorsal pode ser contraindicada para algumas gestantes, principalmente após o segundo trimestre da gravidez, pois o útero vai aumentando de tamanho e de massa ao longo da gestação. Por isso, na posição de decúbito dorsal, ele pode comprimir a veia cava inferior e a gestante pode ter uma vertigem ou dispneia (dificuldade para respirar). Esse quadro é chamado de *síndrome da hipotensão supina* – ou seja, o risco aumenta, principalmente nos últimos meses.

Segundo Nogueira, Reis e Reis (2001, p. 124), "o útero aumentado pode comprimir a aorta e principalmente a veia cava inferior, o que causa a diminuição do retorno venoso e, em consequência do débito cardíaco, algumas vezes, associado com reflexo vago-vagal". Sabendo disso, vale a pena conversar com a gestante e com o médico para avaliar o risco. De qualquer forma, o profissional deve estar sempre atento em relação aos sinais vitais da gestante, perguntando constantemente se ela está se sentindo bem ou se está tendo alguma dificuldade para respirar (Nogueira; Reis; Reis, 2001).

Os exercícios de resistência e de força muscular também podem ser prescritos, respeitando-se as condições individuais de aptidão física e lembrando que manter um bom equilíbrio entre as estruturas osteomioarticulares é fundamental nesse momento em que ocorrem tantas modificações no corpo da mulher.

Para o treino cardiorrespiratório, é conveniente evitar atividades de alto impacto, pois elas aumentam o risco de lesão osteomioarticular e de sobrecarga da musculatura do assoalho pélvico.

É importante ter em mente que, em virtude da alteração do centro de massa, a gestante tenderá a apresentar uma alteração no equilíbrio, além de que as estruturas osteomioarticulares podem estar menos estáveis, tanto por questões hormonais quanto por alterações posturais.

Refletindo sobre as alterações hormonais e funcionais que acontecem no período gestacional, é possível optar por diferentes exercícios, sempre observando cautelosamente a execução de cada movimento, para que a gestante realize a atividade ou o exercício físico com segurança.

De qualquer forma, é preciso investigar, conhecer ao máximo as atividades que a gestante já praticava (ou não) no período pré-gestacional. A Figura 6.6, a seguir, apresenta algumas perguntas a serem feitas antes de se preparar um treinamento para a gestante.

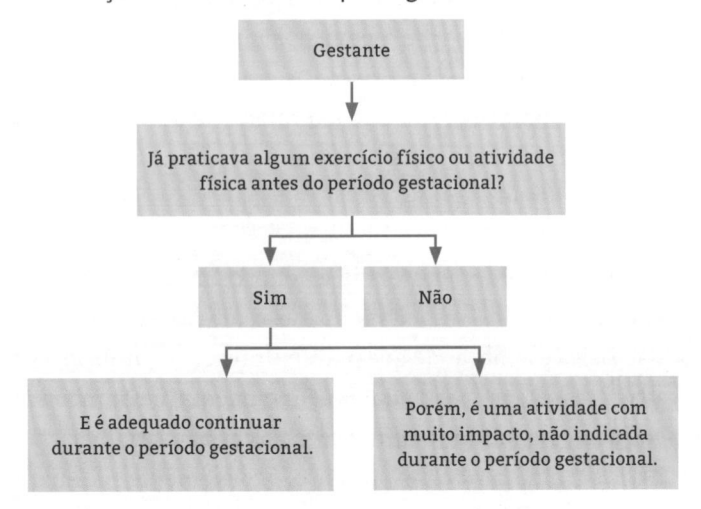

Figura 6.6 Perguntas que devem ser feitas (mas não limitadas a) antes da elaboração de um treinamento para a gestante

```
                    ┌─────────────┐
                    │  Gestante   │
                    └──────┬──────┘
                           ▼
       ┌──────────────────────────────────────┐
       │ Já praticava algum exercício físico  │
       │ ou atividade física antes do         │
       │ período gestacional?                 │
       └───────┬──────────────────┬───────────┘
               ▼                  ▼
            ┌─────┐            ┌─────┐
            │ Sim │            │ Não │
            └──┬──┘            └──┬──┘
               ▼                  ▼
    ┌────────────────────┐  ┌────────────────────┐
    │ E é adequado       │  │ Porém, é uma       │
    │ continuar durante  │  │ atividade com      │
    │ o período          │  │ muito impacto, não │
    │ gestacional.       │  │ indicada durante o │
    │                    │  │ período gestacional│
    └────────────────────┘  └────────────────────┘
```

6.5 Puerpério: aspectos fisiológicos e exercícios

Segundo Ferreira (2010, p. 1657), puerpério é "o período que se segue ao parto até que os órgãos genitais e o estado geral da mulher retornem à normalidade". Nesse sentido, logo após o parto, a mãe passa por grandes oscilações emocionais e físicas.

O puerpério corresponde então, à época em que o corpo da mulher retorna gradativamente às condições pré-gestacionais, nos aspectos tanto fisiológicos como anatomocinesiológicos.

Embora existam poucos estudos sobre a atuação do professor de Educação Física nesse período, que dura em torno de seis semanas, podem ser prescritos exercícios de forma gradativa, sempre com o conhecimento e a liberação do médico. É imprescindível conhecer as condições clínicas da puérpera, uma vez que, nesse momento, pode haver certa pressa da mulher para voltar às condições físicas de antes da gestação.

O Ministério da Saúde (Brasil, 2012, citado por Abeche, 2008) apontou que o exercício aeróbio realizado de forma regular durante a gravidez pode melhorar ou manter a capacidade física da mulher, elevando sua autoestima. Entretanto, são necessárias maiores investigações acerca dos possíveis riscos que esse tipo de atividade pode trazer para a mãe – durante a gestação e o puerpério – e o recém-nascido.

Dessa forma, não existe uma atividade mais indicada para o período pós-parto, pois isso depende da aptidão física da mulher. Na Figura 6.7, a seguir, são apresentados alguns questionamentos para instigar a reflexão em relação ao que deve ou não ser feito durante o período em que a mulher (embora possa estar em perfeitas condições de saúde) está readaptando seu corpo às condições pré-gestacionais. Cabe ao profissional de educação física, portanto, ficar muito atento a todo o processo.

Figura 6.7 Perguntas que devem ser feitas antes da elaboração de um treinamento para a puérpera

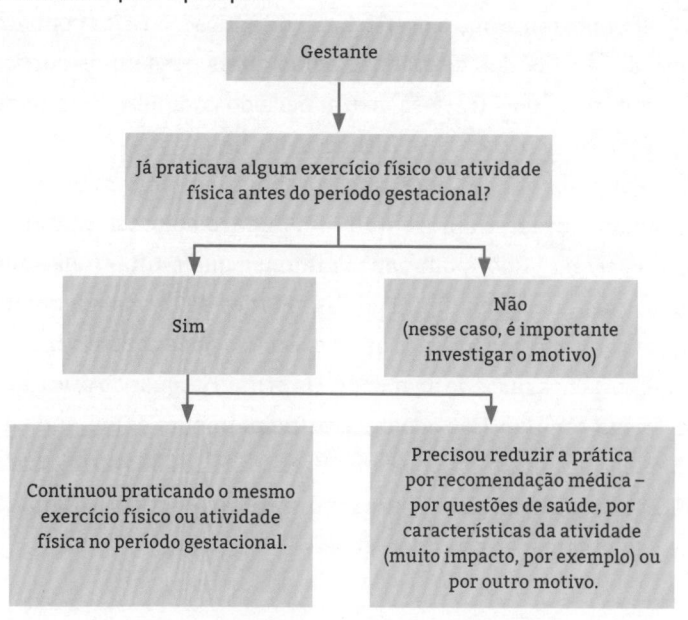

```
                          Gestante
                             │
                             ▼
         Já praticava algum exercício físico ou atividade
              física antes do período gestacional?
                   │                      │
                   ▼                      ▼
                                         Não
                  Sim              (nesse caso, é importante
                                    investigar o motivo)
                   │                      │
                   ▼                      ▼
                                   Precisou reduzir a prática
                                   por recomendação médica –
         Continuou praticando o mesmo    por questões de saúde, por
         exercício físico ou atividade   características da atividade
         física no período gestacional.  (muito impacto, por exemplo) ou
                                         por outro motivo.
```

Nos primeiros dias após o parto, pode ser incentivada a realização de movimentos lentos, para que a mulher trabalhe, de forma gradativa, a consciência corporal. Caminhadas para a circulação e a aptidão respiratória também são atividades a serem estimuladas. Aos poucos, é possível aumentar a intensidade dos exercícios, com o objetivo de promover a recuperação do corpo da mulher às condições pré-gestacionais. Não se deve esquecer, no entanto, que a individualidade da puérpera deve sempre ser respeitada.

III Síntese

Neste capítulo, observamos brevemente a fisiologia da mulher durante a menacme. Dessa forma, abordamos as principais características do ciclo menstrual e vimos as alterações hormonais que acontecem nesse período e influenciam os ovários e o endométrio, causando uma série de processos diretamente ligados ao funcionamento do organismo da mulher.

É importante que o profissional de educação física conheça bem cada uma das alterações pelas quais passam os corpos das meninas, pois trata-se de um período complexo, porém de extrema relevância para o futuro da mulher.

Por isso, verificamos que, ao longo do ciclo menstrual, algumas mulheres apresentam um quadro doloroso chamado *dismenorreia*. A dor pode ser tão intensa que muitas delas não conseguem desempenhar suas atividades de forma adequada. Nesse contexto, mostramos que o exercício pode contribuir para a melhoria nos casos de dismenorreia primária, quando praticado de forma regular. Isso acontece principalmente em virtude da liberação de endorfinas, que amenizam o efeito doloroso causado pelas prostaglandinas – liberadas durante o processo inflamatório da descamação do endométrio.

Também analisamos alguns eventos relacionados ao período gestacional, ressaltando, principalmente, as alterações fisiológicas e funcionais que ocorrem nessa época. Dessa forma, vimos que a prática de atividade ou do exercício físico é recomendada, levando em conta os devidos cuidados que devem ser tomados. Assim, lembramos que a posição de decúbito dorsal pode ser contraindicada às gestantes, principalmente após o segundo trimestre de gestação.

Por fim, discorremos sobre a prática de atividades e de exercícios físicos na época do puerpério, um período no o qual a atuação do profissional de educação física ainda é pouco discutida.

■ Atividades de autoavaliação

1. A mulher já nasce com os ovários repletos de ovócitos primários. No entanto, essas estruturas devem passar por um processo de amadurecimento para serem liberadas ou fecundadas. Esse processo de liberação tem início na puberdade, por estímulo hormonal, e ocorre de forma cíclica, após a menarca, que corresponde:

    a) à primeira menstruação.
    b) ao período reprodutivo da mulher.
    c) à última menstruação.
    d) ao período pós-parto.

2. A dismenorreia primária é um estado de dor que acomete algumas mulheres durante a menacme. O quadro pode levar a situações incapacitantes, atrapalhando o dia a dia daquelas que padecem dessa condição. O exercício físico praticado regularmente pode propiciar alivio dos sintomas, minimizando o quadro doloroso. Isso acontece porque:

a) Os lipídios são liberados e trazem uma sensação de bem-estar, inibindo o efeito álgico (de dor) das endorfinas. Também é aumentado o fluxo sanguíneo pela vasodilatação.

b) As endorfinas são liberadas e trazem uma sensação de bem-estar, inibindo o efeito álgico (de dor) das prostaglandinas. Também é aumentado o fluxo sanguíneo pela vasodilatação.

c) Os hormônios LH e FSH são liberados e interferem no ciclo menstrual, em razão de o exercício aumentar o fluxo sanguíneo pela vasodilatação.

d) O fluxo sanguíneo diminui por causa da vasodilatação.

3. Existem poucos estudos sobre a atuação do professor de Educação Física durante o puerpério, que dura em torno de seis semanas. Porém, é seguro afirmar:

a) A mulher não precisa de cuidados especiais nesse período.

b) O puerpério é o período pré-gestacional, quando a mulher pode realizar qualquer atividade física, conforme sua aptidão.

c) Os exercícios de forma intensa podem ser realizados desde o primeiro dia pós-parto, sem o conhecimento ou a liberação do médico. Não é importante conhecer as condições clínicas da puérpera, uma vez que, nesse período, ela pode ter pressa para voltar às condições físicas de antes da gestação.

d) Os exercícios podem ser executados de forma gradativa, sempre com o conhecimento e a liberação do médico. É imprescindível conhecer as condições clínicas da puérpera, uma vez que, nesse período, ela pode ter pressa para voltar às condições físicas de antes da gestação.

4. A posição de decúbito dorsal é contraindicada para algumas gestantes, principalmente após o segundo trimestre. Essa recomendação é justificada porque:

a) O útero aumenta de tamanho e de massa ao longo da gestação. Assim, na posição de decúbito dorsal, ele pode comprimir a veia cava inferior e a gestante pode ter uma vertigem ou dispneia (dificuldade para respirar).

b) A gestante deve realizar apenas exercícios na posição em pé.

c) O útero diminui de tamanho e de massa ao longo da gestação. Na posição de decúbito dorsal, portanto, ele não poderá provocar dispneia.

d) A posição de decúbito dorsal não é contraindicada em nenhuma situação para a gestante.

5. O período gestacional provoca uma série de alterações fisiológicas e anatômico-funcionais no corpo da mulher. À medida que ocorre o crescimento uterino e fetal, observa-se uma alteração no centro de massa da gestante, que se torna anteriorizado, tendendo a provocar uma anteroversão de pelve e um aumento da lordose lombar. O corpo da grávida vai adaptando a posição da cabeça, do pescoço e da cintura escapular e, em relação aos membros inferiores, faz um alargamento de base, o que ajuda a manter o equilíbrio. Assim, é correto afirmar:

a) A gestante não sofre alterações posturais, portanto não são necessários exercícios para compensar as mudanças ocorridas.

b) Não são indicados exercícios durante o período gestacional.

c) O aumento do útero não contribui para a alteração do centro de massa da gestante.

d) São indicados exercícios compensatórios para que a gestante passe por essas alterações com mais conforto e estabilidade funcional.

■ Atividades de aprendizagem

Questões para reflexão

1. Investigue as repercussões do estrogênio e da progesterona no desempenho físico da mulher nos diferentes períodos do ciclo menstrual. Observe se há oscilação de rendimento em mulheres praticantes de exercício físico em virtude das oscilações hormonais e apresente suas conclusões por meio de um gráfico.

2. Reflita sobre as melhores práticas de exercício físico durante os três trimestres de gestação e elabore um programa de atividades para cada período.

Atividade aplicada: prática

1. Converse com mulheres que reclamam de dismenorreia e investigue se se trata de um quadro de dismenorreia primária ou secundária. Averigue se elas realizam algum tipo de exercício e, caso não o façam, incentive-as para que iniciem algumas atividades. Em seguida, procure identificar se há redução da dor após o início da prática.

Considerações finais

Após abordarmos diferentes tópicos sobre práticas físicas para grupos especiais, reforçamos que, quando bem planejados, a atividade e o exercício podem ser aliados tanto na prevenção quanto no tratamento de doenças crônicas não transmissíveis (DCNTs). Reforçamos, em diversos momentos, a importância do trabalho multiprofissional, visto que o profissional de educação física que atua ou pretenda atuar com pessoas pertencentes a grupos especiais deve estar bem preparado, sempre buscando mais informações sobre seus pacientes e sobre as condições por eles apresentadas.

Como o assunto é extenso, limitamos nossas análises a indivíduos acometidos por quadros de DCNTs, obesidade e comprometimentos osteomioarticulares (artrite e artrose), bem como abordamos condições específicas da fisiologia da mulher, como a gestação e o puerpério – situações que demandam atenção e cuidados especiais por parte dos profissionais de educação física.

Nossa intenção foi levantar questões, demonstrar riscos e, principalmente, aventar possibilidades de atividades a serem trabalhadas com pessoas que padecem de alguma condição especial.

Dessa forma, almejamos ter despertado seu interesse por conhecer cada vez mais os assuntos que discutimos em nosso estudo. Para isso, foram referenciadas obras relevantes para cada conteúdo abordado, as quais devem ser exploradas a fim de facilitar a compreensão de cada tema.

Mais uma vez, vale ressaltar: não existe melhor exercício ou melhor método de trabalho; existem bons profissionais, que, por meio de uma boa avaliação e de um cuidadoso acompanhamento, têm possibilidade de selecionar o que cada procedimento tem de melhor a oferecer para as diferentes necessidades ou indicações.

Por fim, esperamos que você tenha aproveitado a leitura!

Lista de siglas

Acetil-Coa	acetilcoenzima A
ADM	amplitude de movimento
AHA	American Heart Association
ATP	adenosina trifosfato
AVD	atividade de vida diária
AVE	acidente vascular encefálico
BPM	batimentos por minuto
CDI	cardioversor-desfibrilador implantável
DAP	doença arterial periférica
DCNT	doença crônica não transmissível
DM2	diabetes melito tipo 2
Dpoc	doença pulmonar obstrutiva crônica
DRC	doença renal crônica
FC	frequência cardíaca
HAS	hipertensão arterial sistêmica
HDL	lipoproteína de alta densidade
IC	insuficiência cardíaca
IMC	índice de massa corporal
IVC	insuficiência venosa crônica
LDL	lipoproteína de baixa densidade
OA	osteoartrose
OMS	Organização Mundial da Saúde
PA	pressão arterial
PSS	pressão sanguínea sistólica

(continua)

(conclusão)

SCV	saúde cardiovascular
SM	síndrome metabólica
SNS	sistema nervoso simpático
TG	triglicerídios
VO_2	volume de oxigênio

Glossário

Abdução – Afastamento do segmento corporal do plano médio-sagital.

Amenorreia – Inexistência de fluxo menstrual.

Anamnese – Conjunto de perguntas (entrevista) que o profissional de saúde deve fazer com seu paciente (aluno) no início da consulta (aula). É usada como ferramenta para o diagnóstico de alguma patologia.

Anatomocinesiológico – Refere-se à anatomia e ao movimento do corpo humano como um todo ou só de uma região.

Anteroversão – Movimento da pelve no sentido anterior.

Braquial – Relativo ao braço.

Calorias vazias – São as calorias obtidas por meio da ingestão de açúcar. Não são consideradas fonte de nutrientes porque são calorias puras.

Cardioversor-desfibrilador implantável – Computador muito pequeno, contendo uma bateria de aproximadamente 70 g e minúsculos fios e eletrodos. É implantado logo abaixo da clavícula, em qualquer um dos lados do corpo. Sua função é levar pulsos elétricos ao coração. Também armazena informações que são reconhecidas no consultório médico, para complementar as informações do tratamento do paciente.

Dermatites – São inflamações da pele que podem ter variadas causas.

Desfibrilador da terapia de ressincronização cardíaca – Dispositivo capaz de monitorar o ritmo do coração e detectar contrações em ritmo irregular, providenciando a correção dos batimentos por meio de impulsos elétricos. É formado por três fios, responsáveis por fornecer energia para o coração. É utilizado para melhorar os sintomas de insuficiência cardíaca: fadiga, intolerância ao exercício e falta de ar.

Dismenorreia – Cólica que ocorre antes ou durante a menstruação, causada pelas contrações da musculatura lisa do útero, para a descamação do endométrio.

Doença multifatorial – Enfermidade causada por fatores ambientais associados a mutações em genes múltiplos. Essa combinação é responsável por vários tipos de problemas no ser humano.

Efeito antilipolítico – Inibição da liberação de lipídios localizados no interior dos adipócitos (células de reserva do tecido adiposo), causada pela ação da insulina. Essa condição ocorre porque a insulina restringe a ação da lipase, que é a enzima responsável por degradar a gordura.

Epidemiologia – Ramo da medicina que estuda os diferentes fatores que influenciam em aspectos como propagação, frequência, distribuição e evolução de determinada doença, bem como sua prevenção em determinadas populações.

Ergoespirometria – Teste que apresenta um protocolo com cargas crescentes, sendo os resultados conferidos por um analisador de gases. As quantidades liberadas de oxigênio (O_2) e dióxido de carbono (CO_2) durante o teste ajudam a avaliar com precisão as capacidades metabólica e cardiorrespiratória do paciente.

Escore z – Curvas utilizadas para o cálculo do *índice de massa corporal* (IMC).

Esteato-hepatite – Estado em que a esteatose hepática se associa a um processo inflamatório das células do fígado e pode evoluir para uma cirrose.

Esteatose hepática – Acúmulo de gordura nas células que formam o fígado. Essa gordura pode se infiltrar nas camadas mais profundas do órgão. Pessoas com diabetes, sobrepeso e obesidade têm mais facilidade de apresentar essa patologia.

Etiologia multicausal – Condição de uma doença que apresenta vários fatores causais.

Etiopatogenia – Estudo sobre as causas e os mecanismos que causam as doenças e como elas atuam sobre o organismo.

Fadiga muscular – Estado causado por uma depleção da adenosina trifosfato (ATP) no interior das fibras musculares.

Fibra muscular – Célula muscular.

Fosfolipídio – União entre uma molécula de lipídio e uma de fósforo, formando uma molécula com uma extremidade apolar e outra polar.

Fosforilação – Ocorre quando uma molécula de fósforo é incorporada a um componente orgânico.

Glicogênese – Origem do glicogênio causada por uma molécula de glicose.

Glicogênio – Substância de reserva animal.

Glicólise – Fenômeno anaeróbio que ocorre no interior da célula e consiste na quebra da molécula de glicose por ação enzimática.

Hábitos etilistas – Costume de ingerir bebidas alcoólicas, que são consideradas drogas socialmente aceitas, embora sejam conhecidamente prejudiciais à saúde.

Hematose – Transformação que ocorre no sangue venoso (rico em CO_2), tornando-o sangue arterial (rico em O_2), por um processo de oxigenação que ocorre nos pulmões.

Hemoglobina – Proteína encontrada nas hemácias e que é responsável pelo transporte de O_2 e CO_2 no sangue.

Hepatócito – Célula encontrada no fígado.

Hipertrofia – Aumento do tamanho ou do volume de uma formação ou de uma célula, sem que ocorra elevação da quantidade dessas estruturas.

Hipocinesia – Dificuldade do indivíduo de realizar suas atividades motoras. Esse problema pode ser causado por vários fatores, como lesões ou ação de fármacos.

Insuficiência diastólica – Disfunção no coração e um dos problemas que mais leva à insuficiência cardíaca em hipertensos. Causa hipertrofia ventricular esquerda, dificultando a diástole do coração.

Insulina – Hormônio de origem proteica produzido pelo pâncreas, cuja função é permitir a entrada de glicose e aminoácidos nas células.

Intercelular – Entre as células.

Intracelular – No interior da célula.

Junção neuromuscular – Sinapse realizada entre um neurônio e uma fibra muscular.

Lesões tróficas – Alterações mutilantes que podem ter início em pequenos traumas ou infecções da pele.

Litíase biliar – Distúrbio que ocorre quando líquidos digestivos se depositam no interior da vesícula biliar. Aparece em pessoas obesas, com dieta rica em gorduras animais, vida sedentária e que sofrem jejum prolongado. Mulheres que fazem uso de hormônios e contraceptivos também têm maior facilidade de desenvolver esse problema. Conhecida igualmente como *cálculo biliar*.

Menacme – Período reprodutivo da mulher, entre a menarca e a menopausa.

Menarca – Primeiro fluxo menstrual.

Menopausa – Último fluxo menstrual, depois de 12 meses de amenorreia.

Mitocôndria – Organela responsável pela síntese da adenosina trifosfato (ATP) e pela respiração celular.

Neurotransmissor – Substância liberada pelo neurônio pré-sináptico na fenda sináptica e captado pelo neurônio pós-sináptico.

Osteomioarticular – Referente a ossos, músculos e articulações.

Perfusão miocárdica – Exame realizado para detectar as condições de circulação do sangue no miocárdio. Se a pessoa for incapacitada para a prática de exercícios, são injetadas drogas que induzem o paciente à situação de estresse físico. As imagens são captadas por um aparelho que gira ao redor do tórax.

Piodermites – Infecções da pele que apresentam secreção purulenta. Normalmente, são causadas por bactérias do tipo estafilococos ou estreptococos.

Processo isquêmico – Evento que ocorre quando a quantidade de sangue, em determinada região do corpo, fica menor do que a taxa normal.

Puerpério – Período que tem início no pós-parto e continua até que os órgãos genitais femininos voltem às condições anatômicas e fisiológicas semelhantes às da época anterior à gestação.

Quadro álgico – Conjunto de fatores que desencadeiam dor (algia) no indivíduo.

Respiração aeróbia – Processo no qual a glicose é degradada na presença de O_2. São produtos finais da reação: CO_2, água e ATP.

Respiração anaeróbia – Processo no qual a glicose é degradada na ausência de O_2. O produto final são duas moléculas de ATP e a redução do ácido pirúvico em ácido láctico.

Sinapse – União especializada entre dois neurônios ou entre um neurônio e uma fibra muscular, uma glândula ou um receptor sensorial.

Sístole – Contração das paredes cardíacas (contração ventricular).

Trombose venosa – Oclusão total ou parcial localizada em uma veia, causada por um coágulo. Como consequência, há uma dilatação do vaso sanguíneo, seguida de uma reação inflamatória perivascular. Pode ocorrer em veias superficiais e profundas por todo o organismo.

Útero – Órgão responsável pelo desenvolvimento do feto. É musculoso e oco.

Vasoconstrição – Diminuição do calibre dos vasos sanguíneos.

Vasodilatação – Aumento do calibre dos vasos sanguíneos.

Zigoto – Célula formada da união entre óvulo e espermatozoide. É uma célula diploide.

Referências

ABECHE, A. M. **Avaliação da percepção de qualidade de vida em puérperas adolescentes no Hospital de Clínicas de Porto Alegre**. 71 f. Tese (Doutorado em Ciências Médicas) – Universidade Federal do Rio Grande do Sul, Porto Alegre, 2008. Disponível em: <https://www.lume.ufrgs.br/bitstream/handle/10183/15223/000673302.pdf?sequence=1>. Acesso em: 12 jul. 2018.

ALMEIDA, L. M. de et al. Estratégias e desafios da gestão da atenção primária à saúde no controle e prevenção da obesidade. **Revista Eletrônica Gestão & Saúde**, Brasília, v. 8, n. 1, p. 114-139, jan. 2017. Disponível em: <http://periodicos.unb.br/index.php/rgs/article/view/23924>. Acesso em: 10 jul. 2018.

ALMEIDA, T. S. História da medicina e história das ideias: de Sigerist a Canguilhem. **Intelligere, Revista de História Intelectual**, São Paulo, v. 2, n. 1, maio/ago. 2016. Disponível em: <http://www.revistas.usp.br/revistaintelligere/article/view/114903/113266>. Acesso em: 12 jul. 2018.

ALVES, J. G. B. et al. Prática de esportes durante a adolescência e atividade física de lazer na vida adulta. **Revista Brasileira de Medicina do Esporte**, Niterói, v. 11, n. 5, p. 291-294, set./out. 2005. Disponível em: <http://www.scielo.br/scielo.php?script=sci_arttext&pid=S1517-86922005000500009>. Acesso em: 12 jul. 2017.

ANDRADE, F. A. de. **Obesidade infantil**: causas, consequências e o papel da atividade física. 16 f. Trabalho de Conclusão de Curso (Licenciatura em Educação Física) – Universidade Católica de Brasília, 2010. Disponível em: <https://repositorio.ucb.br/jspui/bitstream/10869/1091/1/TCC.pdf>. Acesso em: 12 jul. 2018.

BÁRTHOLO, R. M. Diferenças clínicas entre asma e doença pulmonar obstrutiva crônica. **Revista Hospital Universitário Pedro Ernesto**, Rio de Janeiro, v. 12, n. 2, p. 62-70, abr./jul. 2013. Disponível em: <http://revista.hupe.uerj.br/detalhe_artigo.asp?id=394>. Acesso em: 10 jul. 2018.

BOCCHI, E. A. et al. Atualização da diretriz brasileira de insuficiência cardíaca crônica – 2012. **Arquivos Brasileiros de Cardiologia**, São Paulo, v. 98, n. 1, jan. 2012. Suplemento 1. Disponível em: <http://observatorio.fm.usp.br/bitstream/handle/OPI/11607/art_BOCCHI_Updating_of_the_Brazilian_guidelines_for_chronic_heart_2012.PDF?sequence=1&isAllowed=y>. Acesso em: 10 jul. 2018.

BORGES-SILVA, C. das N. (Org.). **Sobrepeso e obesidade infantil**: implicações de um programa de lazer físico-esportivo. São Paulo: Instituição Educacional São Miguel Paulista, 2011. Disponível em: <http://vitormarinho.ufsc.br/jspui/bitstream/123456789/364/1/sobrepeso_e_obesidade_infantil_online.pdf>. Acesso em: 10 jul. 2018.

BRANDÃO, A. P. et al. (Coord.). I diretriz brasileira de diagnóstico e tratamento da síndrome metabólica. **Arquivos Brasileiros de Cardiologia**, São Paulo, v. 84, abr. 2005. Suplemento I. Disponível em: <http://publicacoes.cardiol.br/consenso/2005/sindromemetabolica.pdf>. Acesso em: 12 jul. 2018.

BRASIL. Constituição (1988). **Diário Oficial da União**, Brasília, DF, 5 out. 1988. Disponível em: <http://www.planalto.gov.br/ccivil_03/Constituicao/Constituicao.htm>. Acesso em: 12 jul. 2018.

_____. Lei n. 8.080, de 19 de setembro de 1990. **Diário Oficial da União**, Poder Executivo, Brasília, DF, 20 set. 1990. Disponível em: <http://www.planalto.gov.br/ccivil_03/leis/L8080.htm>. Acesso em: 12 jul. 2018.

BRASIL. Ministério da Saúde. **Caderneta de saúde da adolescente**. 2. ed. Brasília: Ministério da Saúde, 2013. Disponível em: <http://bvsms.saude.gov.br/bvs/publicacoes/caderneta_saude_adolescente_feminina.pdf>. Acesso em: 10 jul. 2018.

_____. **Caderneta de saúde da criança**: menina. 11. ed. Brasília: Ministério da Saúde, 2017a. Disponível em: <http://bvsms.saude.gov.br/bvs/publicacoes/caderneta_saude_crianca_menina_11ed.pdf>. Acesso em: 10 jul. 2018.

BRASIL. Ministério da Saúde. **Caderneta de saúde da criança**: menino. 11. ed. Brasília: Ministério da Saúde, 2017b. Disponível em: <http://

bvsms.saude.gov.br/bvs/publicacoes/caderneta_saude_crianca_menino_11ed.pdf>. Acesso em: 10 jul. 2018.

_____. **Caderneta de saúde do adolescente.** 2. ed. Brasília: Ministério da Saúde, 2012. Disponível em: <http://bvsms.saude.gov.br/bvs/publicacoes/caderneta_saude_adolescente_menino.pdf>. Acesso em: 10 jul. 2018.

BRASIL. Ministério da Saúde. Agência Nacional de Saúde Suplementar. **Vigitel Brasil 2016 saúde suplementar:** vigilância de fatores de risco e proteção para doenças crônicas por inquérito telefônico [recurso eletrônico]. Brasília: Ministério da Saúde, 2017c. Disponível em: <http://www.ans.gov.br/images/Vigitel_Saude_Suplementar.pdf>. Acesso em: 10 jul. 2018.

BRASIL. Ministério da Saúde. Secretaria de Vigilância em Saúde. **Boletim Epidemiológico,** Brasília, v. 47, n. 13, 2016. Disponível em: <http://portalarquivos2.saude.gov.br/images/pdf/2016/marco/24/2016-009-Tuberculose-001.pdf>. Acesso em: 12 jul. 2018.

BURLANDY, L. A construção da política de segurança alimentar e nutricional no Brasil: estratégias e desafios para a promoção da intersetorialidade no âmbito federal de governo. **Ciência & Saúde Coletiva,** v. 14, n. 3, p. 851-860, maio 2009. Disponível em: <http://www.scielo.br/pdf/csc/v14n3/20.pdf>. Acesso em: 9 jul. 2018.

CAMANHO, G. L. Tratamento da osteoartrose do joelho. **Revista Brasileira de Ortopedia,** São Paulo, v. 36, n. 5, p. 135-140, maio 2001. Disponível em: <http://www.rbo.org.br/PDF/36-4/2001_mai_09.pdf>. Acesso em: 12 jul. 2018.

CAMILLO, C. A. et al. Improvement of Heart Rate Variability after Exercise Training and its Predictors in COPD. **Respiratory Medicine,** v. 105, n. 7, p. 1054-1062, July 2011. Disponível em: <https://www.resmedjournal.com/article/S0954-6111(11)00029-1/fulltext>. Acesso em: 10 jul. 2018.

CARAVIELLO, E. Z. et al. Avaliação da dor e função de pacientes com lombalgia tratados com um programa de escola de coluna. **Acta Fisiátrica,** São Paulo, v. 12, n. 1, p. 11-14, 2005. Disponível em: <http://www.revistas.usp.br/actafisiatrica/article/download/102500/100813>. Acesso em: 12 jul. 2018.

CARLSON, D. J. et al. Isometric Exercise Training for Blood Pressure Management: a Systematic Review and Meta-Analysis. **Mayo Clinic**

Proceedings, v. 89, n. 3, p. 327-334, Mar. 2014. Disponível em: <https://www.ncbi.nlm.nih.gov/pubmed/24582191>. Aceso em: 10 jul. 2018.

CARVALHO, L. B. et al. Lumbar Disc Herniation: Treatment. **Acta Fisiátrica**, São Paulo, v. 20, n. 2, p. 75-82, 2013. Disponível em: <http://www.revistas.usp.br/actafisiatrica/article/viewFile/103762/102243>. Acesso em: 12 jul. 2018.

CASSIDY, S. et al. Low Physical Activity, High Television Viewing and Poor Sleep Duration Cluster in Overweight and Obese Adults; a Cross-Sectional Study of 398,984 Participants from the UK Biobank. **International Journal of Behavioral Nutrition and Physical Activity**, 2017. Disponível em: <https://ijbnpa.biomedcentral.com/articles/10.1186/s12966-017-0514-y>. Acesso em: 10 jul. 2018.

COIMBRA, I. B. et al. Consenso brasileiro para o tratamento da osteoartrite (artrose). **Revista Brasileira de Reumatologia**, São Paulo, v. 42, n. 6, p. 371-374, nov./dez. 2002. Disponível em: <http://ucbweb.castelobranco.br/webcaf/arquivos/17955/5125/osteoartrite_.pdf>. Acesso em: 12 jul. 2018.

CORNELISSEN, V. A.; BUYS, R.; SMART, N. A. Endurance Exercise Beneficially Affects Ambulatory Blood Pressure: a Systematic Review and Meta-Analysis. **Journal of Hypertension**, v. 31, n. 4, p. 639-648, Apr. 2013. Disponível em: <https://www.ncbi.nlm.nih.gov/pubmed/23325392>. Acesso em: 12 jul. 2018.

CORNELISSEN, V. A.; SMART, N. A. Exercise Training for Blood Pressure: a Systematic Review and Meta-Analysis. **Journal of the American Heart Association**, v. 2, n. 1, Feb. 2013.

COUTINHO, J. G.; GENTIL, P. C.; TORAL, N. A desnutrição e obesidade no Brasil: o enfrentamento com base na agenda única da nutrição. **Cadernos de Saúde Pública**, Rio de Janeiro, v. 24, p. 5332-5340, 2008. Suplemento 2. Disponível em: <http://www.scielo.br/pdf/csp/v24s2/18.pdf>. Acesso em: 12 jul. 2018.

DANTAS, E. H. M.; CONCEIÇÃO, M. C. de S. C. Flexibilidade: mitos e fatos. **Revista de Educação Física**, Rio de Janeiro, v. 86, n. 4, p. 279-283, 2017. Disponível em: <http://177.38.96.106/index.php/revista/article/view/470/pdf_119>. Acesso em: 9 jul. 2018.

DEYO, R. A. et al. Report of the NIH Task Force on Research Standards for Chronic Low Back Pain. **Physical Therapy**, v. 95, n. 2, p. 1-18, Feb. 2015. Disponível em: <https://academic.oup.com/ptj/article/95/2/

e1/2684045/Report-of-the-NIH-Task-Force-on-Research-Standards>. Acesso em: 12 jul. 2018.

DRAKE, R. L.; VOGL, A. W.; MITCHELL, A. W. M. **Gray's**: anatomia clínica para estudantes. 3. ed. Rio de Janeiro: Elsevier, 2015.

DUARTE, V. de S. et al. Exercícios físicos e osteoartrose: uma revisão sistemática. **Fisioterapia em Movimento**, Curitiba, v. 26, n. 1, p. 193-202, jan./mar. 2013. Disponível em: <http://www.scielo.br/pdf/fm/v26n1/22.pdf>. Acesso em: 12 jul. 2018.

FERNANDES FILHO, F. J. **A prática da avaliação física**: testes, medidas e avaliação física em escolares, atletas e academias de ginástica. 2. ed. Rio de Janeiro: Shape, 2003.

FERREIRA, A. B. de H. **Dicionário Aurélio da língua portuguesa**. 5. ed. Curitiba: Positivo, 2010.

FERREIRA, A. de C. et al. Programa academia da cidade: estudo descritivo. **Caderno de Cultura e Ciência**, Crato, v. 15, n. 1, ano 11, out. 2016. Disponível em: <http://periodicos.urca.br/ojs/index.php/cadernos/article/viewFile/1137/pdf>. Acesso em: 6 jul. 2018.

FLECK, S. J.; KRAEMER, W. J. **Fundamentos do treinamento de força muscular**. 4. ed. Tradução de Jerri Luiz Ribeiro e Regina Machado Garcez. Porto Alegre: Artmed, 2017.

GUYTON, A. C. **Fisiologia humana**. 6. ed. Rio de Janeiro: Guanabara Koogan, 1998.

HALL, S. J. **Biomecânica básica**. 7. ed. Rio de Janeiro: Guanabara Koogan, 2016.

HOBOLD, E. et al. Comparação de testes indiretos de avaliação da aptidão cardiorrespiratória com a ergoespirometria. **Caderno de Educação Física e Esporte**, Marechal Cândido Rondon, v. 14, n. 2, p. 45-53, jul./dez. 2016. Disponível em: <http://e-revista.unioeste.br/index.php/cadernoedfisica/article/view/16684/pdf>. Acesso em: 12 jul. 2018.

IBGE – Instituto Brasileiro de Geografia e Estatística. **Pesquisa Nacional de Saúde 2013**: percepção do estado de saúde, estilos de vida e doenças crônicas – Brasil, grandes regiões e unidades da Federação. Rio de Janeiro: IBGE, 2014. Disponível em: <ftp://ftp.ibge.gov.br/PNS/2013/pns2013.pdf>. Acesso em: 12 jul. 2018.

KATO, M. et al. Stretching Exercises Attenuate Oxidative Stress and Vascular Endothelial Function in Heart Failure Patients with Implantable Cardioverter Defibrillator or Cardiac Resynchronization

Therapy-Defibrillator. **Circulation**, v. 128, Suppl. 22, Nov. 26th 2013. Disponível em: <http://circ.ahajournals.org/content/128/Suppl_22/A12301>. Acesso em: 10 jul. 2018.

KENDALL, F. P. **Músculos**: provas e funções – com postura e dor. 5. ed. Tradução de Marcos Ikeda. São Paulo: Manole, 2007.

LEE, D. et al. Resistance Exercise and Obesity Prevention. **Circulation**, v. 135, Suppl. 1, Mar. 7th 2017. Disponível em: <http://circ.ahajournals.org/content/135/Suppl_1/AP299.short>. Acesso em: 10 jul. 2018.

LETIERI, R. V. et al. Efeito das diferentes velocidades de contração na força muscular em jovens. **Revista Brasileira de Prescrição e Fisiologia do Exercício**, São Paulo, v. 11, n. 65, p. 228-232, mar./abr. 2017. Disponível em: <http://www.rbpfex.com.br/index.php/rbpfex/article/view/1100>. Acesso em: 9 jul. 2018.

LISBOA, C. M. et al. Avaliação do nível de atividade física em portadores de doença pulmonar obstrutiva crônica. In: CONGRESSO DE ENSINO, PESQUISA E EXTENSÃO DA UEG: INOVAÇÃO: INCLUSÃO SOCIAL E DIREITOS, 2., 2016, Pirenópolis. **Anais**... Disponível em: <http://www.anais.ueg.br/index.php/cepe/article/download/6742/4412>. Acesso em: 12 jul. 2018.

LOGAN, J. G. et al. Effect of Static Stretching Exercise on Aortic Pulse Wave Velocity. **Circulation**, n. 135, Suppl. 1, Mar. 7th 2017. Disponível em: <http://circ.ahajournals.org/content/135/Suppl_1/AP310>. Acesso em: 10 jul. 2018.

LOTTERMANN, P. C.; SOUSA, C. A. de; LIZ, C. M. de. Programas de exercício físico para pessoas com Dpoc: uma revisão sistemática. **Arquivos de Ciências da Saúde UNIPAR**, Umuarama, v. 21, n. 1, p. 65-75, jan./abr. 2017. Disponível em: <http://revistas.unipar.br/index.php/saude/article/viewFile/5340/3398>. Acesso em: 10 jul. 2018.

MACIEL, M. G. Atividade física e funcionalidade do idoso. **Motriz**, Rio Claro, v. 16, n. 4, p. 1024-1032, out./dez. 2010. Disponível em: <http://www.scielo.br/pdf/motriz/v16n4/a23v16n4.pdf>. Acesso em: 13 jul. 2018.

MALACHIAS, M. V. B. et al. 7ª Diretriz Brasileira de Hipertensão Arterial. **Arquivos Brasileiros de Cardiologia**, São Paulo, v. 107, n. 3, set. 2016. Suplemento 3. Disponível em: <http://publicacoes.cardiol.br/2014/diretrizes/2016/05_HIPERTENSAO_ARTERIAL.pdf>. Acesso em: 10 jul. 2018.

MALTA, D. C. et al. A construção da vigilância e prevenção das doenças crônicas não transmissíveis no contexto do Sistema Único de Saúde. **Epidemiologia e Serviços de Saúde**, Brasília, v. 15, n. 3, p. 47-65, set. 2006. Disponível em: <http://scielo.iec.gov.br/scielo.php?script=sci_art text&pid=S1679-49742006000300006>. Acesso em: 9 jul. 2018.

_____. Fatores associados a dor crônica na coluna em adultos no Brasil. **Revista de Saúde Pública**, São Paulo, n. 51, p. 1-12, 1º jun. 2017. Suplemento 1. Disponível em: <http://www.scielo.br/pdf/rsp/v51s1/pt_0034-8910-rsp-S1518-87872017051000052.pdf>. Acesso em: 12 jul. 2018.

MARTELLI, A. Aspectos fisiopatológicos da aterosclerose e a atividade física regular como método não farmacológico no seu controle. **Saúde e Desenvolvimento Humano**, Canoas, v. 2, n. 1, p. 41-52, maio 2014. Disponível em: <https://revistas.unilasalle.edu.br/index.php/saude_desenvolvimento/article/download/1519/1098>. Acesso em: 10 jul. 2018.

MARTINS, L. C. X. Obesidade e atividade física: uma questão de promoção da saúde. **Revista de Educação Física**, Rio de Janeiro, v. 86, n. 4, p. 300-305, dez. 2017. Disponível em: <http://177.38.96.106/index.php/revista/article/download/579/pdf_120>. Acesso em: 12 jul. 2018.

MENDES, G. F. et al. Barreiras e facilitadores da adesão a um programa de educação em diabetes: a visão do usuário. **Revista Brasileira de Atividade Física & Saúde**, Florianópolis, v. 22, n. 3, p. 278-289, 2017. Disponível em: <https://periodicos.ufpel.edu.br/ojs2/index.php/RBAFS/article/viewFile/6806/pdf>. Acesso em: 12 jul. 2018.

MOORE, K. PERSAUD, T. V. N.; TORCHIA, M. G. **Embriologia clínica**. 10. ed. Rio de Janeiro: Elsevier, 2016.

MORAIS, T. M. D. M. de et al. Cartilha para adultos com síndrome metabólica: proposta de tecnologia educativa para a promoção da saúde. In: SEMINÁRIO DE TECNOLOGIAS APLICADAS EM EDUCAÇÃO E SAÚDE, 3., Salvador, 2017. **Anais**... Disponível em: <https://www.revistas.uneb.br/index.php/staes/article/download/3826/2376>. Acesso em: 13 jul. 2018.

MORRIS et al. Coronary Heart-Disease and Physical Activity of Work. The Lancet, London v. 265, n. 6796, p. 1111-1120, Nov. 1953.

MOZAFFARIAN, D. et al. Heart Disease and Stroke Statistics: 2016 Update – a Report from the American Heart Association. **Circulation**, Dec. 16th 2015. Disponível em: <http://circ.ahajournals.org/content/early/2015/12/16/CIR.0000000000000350>. Acesso em: 10 jul. 2018.

NAHAS, M. V. **Atividade física, saúde e qualidade de vida**: conceitos e sugestões para um estilo de vida ativo. 7. ed. Edição do autor. Florianópolis: [s.n.], 2017.

NAHAS, M. V.; GARCIA, L. M. T. Um pouco de história, desenvolvimentos recentes e perspectivas para a pesquisa em atividade física e saúde no Brasil. **Revista Brasileira de Educação Física e Esporte**, São Paulo, v. 24, n. 1, p. 135-148, jan./mar. 2010. Disponível em: <http://www.scielo.br/scielo.php?pid=S1807-55092010000100012&script=sci_abstract&tlng=pt>. Acesso em: 6 jul. 2018.

NEGRELLI, W. F. Hérnia discal: procedimentos de tratamento. **Acta Ortopédica Brasileira**, São Paulo, v. 9, n. 4, p. 39-45, out./dez. 2001. Disponível em: <http://www.scielo.br/pdf/aob/v9n4/v9n4a05.pdf>. Acesso em: 25 jul. 2018.

NOGUEIRA, A. A.; REIS, F. J. C.; REIS, P. A. S. A paciente gestante: na unidade de terapia intensiva. **Revista Medicina**, Ribeirão Preto, v. 34, p. 123-132, abr./jun. 2001. Disponível em: <https://www.revistas.usp.br/rmrp/article/view/1201>. Acesso em: 12 jul. 2018.

OKOSHI, M. P. et al. Caquexia cardíaca: perspectivas para a prevenção e tratamento. **Arquivos Brasileiros de Cardiologia**, São Paulo, v. 108, n. 1, p. 74-80, jan. 2017. Disponível em: <http://www.scielo.br/pdf/abc/v108n1/pt_0066-782X-abc-20160142.pdf>. Acesso em: 10 jul. 2018.

OLIVEIRA, J. P. P. C. de. **Hérnia discal lombar**: programa de reabilitação pós-cirúrgico. 123 f. Dissertação (Mestrado em Ciências do Desporto) – Universidade do Porto, 2011. Disponível em: <https://repositorio-aberto.up.pt/bitstream/10216/57148/2/HRNIA%20%20Joo%20Oliveira%20DISCAL%20LOMBAR%20Programa%20de%20Reabilitao%20Pscirrgico.pdf>. Acesso em: 12 jul. 2018.

OLIVEIRA, L. C. V. de. **Análise dos efeitos de um programa de educação física relacionado à promoção da saúde sobre a aptidão física de escolares**. 79 f. Dissertação (Mestrado em Ciências do Movimento Humano) – Universidade Federal do Rio Grande do Sul, Porto Alegre, 2014. Disponível em: <http://www.lume.ufrgs.br/bitstream/

handle/10183/104266/000939244.pdf?sequence=1>. Acesso em: 13 jul. 2018.

PALMA, P. C. R. (Ed.). **Urofisioterapia**: aplicações clínicas das técnicas fisioterapêuticas nas disfunções miccionais e do assoalho pélvico. Campinas: Personal Link Comunicações, 2009. Disponível em: <https://www.fcm.unicamp.br/fcm/sites/default/files/2016/page/urofisioterapia.pdf>. Acesso em: 13 jul. 2018.

PALMA, P. C. R. et al. (Org.). **Urofisioterapia**: aplicações clínicas das técnicas fisioterapêuticas nas disfunções miccionais e do assoalho pélvico. 2. ed. rev. e ampl. São Paulo: Andreoli, 2014.

PEREIRA, Â. M. et al. Impacto do exercício físico combinado na percepção do estado de saúde da pessoa com doença pulmonar obstrutiva crónica. **Revista Portuguesa de Pneumologia**, Lisboa, v. 16, n. 5, p. 737-757, set. 2010. Disponível em: <http://www.scielo.mec.pt/scielo.php?script=sci_arttext&pid=S0873-21592010000500004>. Acesso em: 10 jul. 2018.

PLEGUEZUELOS, E. et al. Improving Physical Activity in Patients with COPD with Urban Walking Circuits. **Respiratory Medicine**, v. 107, n. 12, p. 1948-1956, Dec. 2013. Disponível em: <http://www.sciencedirect.com/science/article/pii/S0954611113002618>. Acesso em: 10 jul. 2018.

PONTES, L. M. de; AMORIM, R. de J. M.; LIRA, P. I. C. de. Componentes da síndrome metabólica e fatores associados em adolescentes: estudo caso-controle. **Revista da AMRIGS**, Porto Alegre, v. 60, n. 2, p. 121-128, abr./jun. 2016. Disponível em: <http://www.amrigs.com.br/revista/60-02/10_1598_Revista%20AMRIGS.PDF>. Acesso em: 10 jul. 2018.

PRESTON, R. R.; WILSON, T. E. Fisiologia ilustrada. Tradução de Adriana Bos-Mikich e Paula Rigon da Luz Soster. Porto Alegre: Artmed, 2014.

RAFF, H.; LEVITZKY, M. **Fisiologia médica**: uma abordagem integrada. Porto Alegre: Artmed, 2012.

RASCH, P. J.; BURKE, R. **Cinesiologia e anatomia aplicada**: a ciência do movimento humano. 7. ed. Rio de Janeiro: Guanabara Koogan, 1991.

REJAILI, W. A. et al. Avaliação do uso do Hylano GF-20 no pós-operatório de artroscopia de joelho por artrose. **Acta Ortopédica Brasileira**, São Paulo, v. 13, n. 1, p. 20-23, 2005. Disponível em: <http://www.scielo.br/pdf/aob/v13n1/23902.pdf>. Acesso em: 12 jul. 2018.

REZENDE, R. et al. Efeitos do exercício físico na resistência à insulina em indivíduos obesos. **Cinergis**, Santa Cruz do Sul, v. 17, n. 3, p. 245-249, jul./set. 2016. Disponível em: <https://online.unisc.br/seer/index.php/cinergis/article/viewFile/8045/5329>. Acesso em: 12 jul. 2018.

RODRIGUES, L. M. R. et al. Análise comparativa histopatológica entre a hérnia de disco contida e extrusa. **Coluna**, São Paulo, v. 10, n. 1, p. 55-57, 2011. Disponível em: <http://www.scielo.br/pdf/coluna/v10n1/a10v10n1.pdf>. Acesso em: 13 jul. 2018.

RUIVO, J. A.; ALCÂNTARA, P. Hipertensão arterial e exercício físico. **Revista Portuguesa de Cardiologia**, Lisboa, v. 31, n. 2, p. 151-158, 10 jan. 2012. Disponível em: <http://www.elsevier.pt/en/revistas/revista-portuguesa-cardiologia-english-edition--434/pdf/S2174204911001140/S300/>. Acesso em: 13 jul. 2018.

RUTTEN, G. M. et al. Adherence to Clinical Practice Guidelines for Low Back Pain in Physical Therapy: do Patients Benefit? **Physical Therapy**, v. 90, n. 8, p. 1111-1122, Aug. 2010. Disponível em: <https://academic.oup.com/ptj/article/90/8/1111/2737950>. Acesso em: 12 jul. 2018.

SAMORA, G. A. R. et al. Treinamento de resistência da musculatura da panturrilha em um caso atípico de insuficiência venosa crônica. **Revista de Saúde Pública do SUS/MG**, Belo Horizonte, v. 2, n. 2, p. 65-70, jul./dez. 2014. Disponível em: <http://revistageraissaude.mg.gov.br/index.php/gerais41/article/view/303/154>. Acesso em: 13 jul. 2018.

SBP – Sociedade Brasileira de Pediatria. Departamento de Nutrologia. **Obesidade na infância e adolescência**: manual de orientação. 2. ed. rev. e ampl. São Paulo: SBP, 2012. Disponível em: <http://www.sbp.com.br/fileadmin/user_upload/pdfs/14297c1-Man_Nutrologia_COMPLETO.pdf>. Acesso em: 10 jul. 2018.

SCHNEIDER, I. L. M. et al. Aptidão física relacionada à saúde (resistência aeróbica) em escolares do gênero masculino do município de Concórdia, SC. **EFDeportes**, Buenos Aires, ano 19, n. 198, nov. 2014. Disponível em: <http://www.efdeportes.com/efd198/aptidao-fisica-saude-em-escolares.htm>. Acesso em: 9 jul. 2018.

SEDA, H.; SEDA, A. C. **Osteoartrite** (Artrose). 2008. Disponível em: <http://reumatologia.com.br/2016/02/01/osteoartrite-artrose/>. Acesso em: 13 jul. 2018.

SILVA, D. K. da; NAHAS, M. V. Prescrição de exercícios físicos para pessoas com doença vascular periférica. **Revista Brasileira de Ciência e Movimento**, Brasília, v. 10, n. 1, p. 55-61, jan. 2002. Disponível em: <https://portalrevistas.ucb.br/index.php/RBCM/article/download/416/469>. Acesso em: 10 jul. 2018.

SILVA, M. R. da; FERRETTI, F.; LUTINSKI, J. A. Dor lombar, flexibilidade muscular e relação com o nível de atividade física de trabalhadores rurais. **Saúde Debate**, Rio de janeiro, v. 41, n. 112, p. 183-194, jan./mar. 2017. Disponível em: <https://www.scielosp.org/pdf/sdeb/2017.v41n112/183-194/pt>. Acesso em: 12 jul. 2018.

SILVA JÚNIOR, J. P. da. **"Agita São Paulo" um programa de atividade física para saúde na comunidade**. 112 f. Dissertação (Mestrado em Saúde Coletiva) – Santa Casa de São Paulo, São Paulo, 2015. Disponível em: <http://www.fcmscsp.edu.br/images/Pos-graduacao/dissertacoes-e-teses/MP-saude-coletiva/2015/2015-Joao-Pedro-da-Silva-Junior.pdf>. Acesso em: 6 jul. 2018.

SOCIEDADE BRASILEIRA DE REUMATOLOGIA. **Osteoartrite** (Artrose). 2017. Disponível em: <https://www.reumatologia.org.br/doencas/principais-doencas/osteoartrite-artrose//>. Acesso em: 12 jul. 2018.

SOCIEDADE BRASILEIRA DE REUMATOLOGIA. Comissão de Coluna Vertebral. **Coluna**: Cartilha para pacientes. São Paulo: Sociedade Brasileira de Reumatologia, 2011. Disponível em: <https://www.reumatologia.org.br/download/coluna/>. Acesso em: 13 jul. 2018.

SOUZA, M. A. de et al. A contribuição da Educação Física escolar para o desenvolvimento da aptidão física relacionada à saúde. **EFDeportes**, Buenos Aires, ano 14, n. 139, dez. 2009. Disponível em: <http://www.efdeportes.com/efd139/educacao-fisica-escolar-para-a-saude.htm>. Acesso em: 13 jul. 2018.

SPERETTA, G. F. F.; LEITE, R. D.; DUARTE, A. C. G. de O. Obesidade, inflamação e exercício: foco sobre o TNF-ALFA e IL-10. **Revista Hospital Universitário Pedro Ernesto**, Rio de Janeiro, v. 13, n. 1, p. 61-69, jan./mar. 2014. Disponível em: <http://revista.hupe.uerj.br/detalhe_artigo.asp?id=464>. Acesso em: 13 jul. 2018.

SUSSER, M.; SUSSER, E. Choosing a Future for Epidemiology: I – Eras and Paradigms. **American Journal of Public Health**, v. 86, n. 5, p. 668-673, May 1996. Disponível em: <http://ajph.aphapublications.org/doi/pdf/10.2105/AJPH.86.5.668>. Acesso em: 13 jul. 2018.

TEIXEIRA, A. L. da S.; OLIVEIRA, E. C. M. e; DIAS, M. R. C. Relação entre o nível de atividade física e a incidência da síndrome pré-menstrual. **Revista Brasileira de Ginecologia e Obstetrícia**, Rio de Janeiro, v. 35, n. 5, p. 210-214, 2013. Disponível em: <http://www.scielo.br/readcube/epdf.php?doi=10.1590/S0100-72032013000500004&pid=S0100-72032013000500004&pdf_path=rbgo/v35n5/04.pdf&lang=pt>. Acesso em: 25 jun. 2018.

TELLES, T. C. B. et al. Adesão e aderência ao exercício: um estudo bibliográfico. **Revista Brasileira de Psicologia do Esporte**, São Paulo, v. 6, n. 1, jan./jun. 2016. Disponível em: <https://portalrevistas.ucb.br/index.php/RBPE/article/view/6725/4286>. Acesso em: 9 jul. 2018.

TORRI, B. G. et al. O método pilates melhora a função pulmonar e a mobilidade torácica de pacientes com doença pulmonar obstrutiva crônica. **Fisioterapia Brasil**, v. 18, n. 1, 2017.

VAN DE GRAAFF, K. M. **Anatomia Humana**. 6. ed. Tradução de Nader Wafae. Barueri: Manole, 2003.

VANPUTTE, C.; REGAN, J. L.; RUSSO, A. F. **Anatomia e fisiologia de Seeley**. 10. ed. Porto Alegre: AMGH, 2016.

VASCONCELLOS, F. V. A. et al. Exercício físico e síndrome metabólica. **Revista Hospital Universitário Pedro Ernesto**, Rio de Janeiro, v. 12, n. 4, p. 78-88, out./dez. 2013. Disponível em: <http://revista.hupe.uerj.br/detalhe_artigo.asp?id=446>. Acesso em: 13 jul. 2018.

VELASQUEZ-MELENDEZ, G. et al. Prevalência de saúde cardiovascular ideal na população brasileira: Pesquisa Nacional de Saúde (2013). **Revista Brasileira de Epidemiologia**, São Paulo, v. 18, p. 97-108, dez. 2015. Suplemento 2. Disponível em: <http://www.scielo.br/pdf/rbepid/v18s2/1980-5497-rbepid-18-s2-00097.pdf>. Acesso em: 10 jul. 2018.

VELLA, C. A. et al. The Association of Physical Activity and Inflammation is Independent of Central Obesity in the Multi-Ethnic Study of Atherosclerosis. **Circulation**, v. 135, Suppl. 1, Mar. 7th 2017. Disponível em: <http://circ.ahajournals.org/content/135/Suppl_1/AP301>. Acesso em: 13 jul. 2018.

VERARDI, C. E. L. et al. Análise da aptidão física relacionada à saúde e ao desempenho motor em crianças e adolescentes da cidade de Carneirinho-MG. **Revista Mackenzie de Educação Física e Esporte**, São Paulo, v. 6, n. 3, p. 127-134, 2007.

VIALLE, L. R. et al. Hérnia discal lombar. **Revista Brasileira de Ortopedia**, São Paulo, v. 45, n. 1, p. 17-22, 2010. Disponível em: <http://www.scielo.

br/scielo.php?script=sci_arttext&pid=S0102-36162010000100004>. Acesso em: 12 jul. 2018.

WHO – World Health Organization. **Constitution of WHO**: Principles. Disponível em: <http://www.who.int/about/mission/en/>. Acesso em: 13 jul. 2018a.

____. **Global Action Plan for the Prevention and Control of Noncommunicable Diseases 2013-2020**. Geneva: WHO Press, 2013. Disponível em: <http://apps.who.int/iris/bitstream/10665/94384/1/9789241506236_eng.pdf?ua=1>. Acesso em: 13 jul. 2018.

____. **Obesity and Overweight**. Oct. 18th 2017. Disponível em: <http://www.who.int/mediacentre/factsheets/fs311/en/>. Acesso em: 10 jul. 2018.

XIE, Y. J. et al. A Cluster Randomized Controlled Trial to Examine the Effects of Tai Chi and Walking Exercises on Weight Loss, Metabolic Syndrome Parameters, and Bone Mineral Density. **Circulation**, v. 131, Suppl. 1, 10 Mar. 2015. Disponível em: <http://circ.ahajournals.org/content/131/Suppl_1/AP111>. Acesso em: 10 jul. 2018.

ZHENG, Y. et al. Associations of Weight Gain from Early to Middle Adulthood with Major Health Outcomes Later in Life. **Jama**, v. 318, n. 3, p. 255-269, July 2017. Disponível em: <https://www.ncbi.nlm.nih.gov/pubmed/28719691>. Acesso em: 12 jul. 2018.

Bibliografia comentada

KENDALL, F. P. **Músculos**: provas e funções – com postura e dor. 5. ed. São Paulo: Manole, 2007.

O livro é imprescindível àqueles que querem conhecer o movimento humano em detalhes, pois apresenta conceitos básicos sobre o assunto, como a descrição de posição anatômica, planos e eixos, além dos movimentos dos músculos. A postura é discutida em detalhes, inclusive as peculiaridades encontradas em crianças de diferentes faixas etárias. A obra também traz informações sobre origem, inserção, ação e inervação dos músculos. Cada um deles é apresentado em um desenho, para facilitar a compreensão. Alguns testes de função muscular também são analisados.

VANPUTTE, C.; REGAN, J.; RUSSO, A. **Anatomia e fisiologia de Seeley**. 10. ed. Porto Alegre: AMGH, 2016.

A obra apresenta conceitos básicos importantes para aqueles que atuam na área da saúde. Por meio de uma abordagem multidisciplinar, os autores analisam a anatomia e a fisiologia dos diferentes sistemas que compõem o corpo humano. Usando textos comparativos e ilustrações complementares, o livro oferece uma visão simultânea da estrutura e do funcionamento dos elementos que fazem parte do organismo. Em todos os capítulos, há estudos de caso e exercícios comentados que propiciam maior reflexão sobre os temas discutidos.

Respostas

Capítulo 1
Atividades de autoavaliação
1. a
2. d
3. b
4. c
5. d

Capítulo 2
Atividades de autoavaliação
1. a
2. c
3. a
4. b
5. c

Capítulo 3
Atividades de autoavaliação
1. a
2. d
3. c
4. a
5. c

Capítulo 4

Atividades de autoavaliação

1. d
2. a
3. b
4. b
5. a

Capítulo 5

Atividades de autoavaliação

1. a
2. a
3. a
4. b
5. c

Capítulo 6

Atividades de autoavaliação

1. a
2. b
3. d
4. a
5. d